ADICCIONES, PARAISOS E INFIERNOS

ADICCIONES, PARAISOS E INFIERNOS

La dura vida de los adictos y El camino
de regreso hacia la sobriedad

ANTONIO FILIPE LOURENÇO, MD

iUniverse, Inc.
Bloomington

ADICCIONES, PARAISOS E INFIERNOS

iUniverse books may be ordered through booksellers or by contacting:

iUniverse
1663 Liberty Drive
Bloomington, IN 47403
www.iuniverse.com
1-800-Authors (1-800-288-4677)

ISBN: 978-1-4620-3455-0 (sc)
ISBN: 978-1-4620-3454-3 (dj)
ISBN: 978-1-4620-3481-9 (ebk)

Library of Congress Control Number: 2011910770

Printed in the United States of America

iUniverse rev. date: 07/14/2011

A mi adorada esposa Margarita, quien me protege
del Infierno terrenal y en su lugar me ayuda a edificar
y compartir un cielo en el diario vivir

A mis tres hijos: Mimi, Beto Beto y Suyapa y mis cuatro nietos:
Antonio Filipe, Isabel Victoria, Carmen Concepción y Lida Camila

A TODOS AQUELLOS Y A TODAS AQUELLAS QUE
RENUNCIAN A LAS ADICCIONES Y CONTRIBUYEN A
LA EDIFICACION DE UNA SOCIEDAD SOBRIA, A LA
EDIFICACION DE UN PARAISO EN EL PLANETA TIERRA

INDICE

AGRADECIMIENTO

Empezaré con mi más tierno agradecimiento a mi adorada esposa Margarita por su renuncia en lo que me ausento, absorto al escribir. Su infinito amor me da ánimo para seguir escribiendo aunque a veces me sienta agotado. En ocasiones me escucha decir: "No dejes que me desanime". Sin una musa que te inspire, es fácil sucumbir a la inacción. Hay todavía algo muy importante que también tengo que agradecerle a mi Menina Margarita: que haya creído en mí al punto de dedicarse a llevar a cabo la más difícil y exhaustiva de las tareas que es la publicación de los libros por mí escritos. Sin su dedicación y esfuerzo, ninguno de los manuscritos que escribí hubieran llegado a ser libro. Si parir un manuscrito requiere tiempo y energía cerebral, producir un libro requiere mucha entrega, paciencia y amor. Gracias mi Menina. De autor de borradores me hiciste autor de libros.

Al Doctor Roberto Norniella, MD, FAPA, Director Clínico del Hospital del Oeste Central de Georgia, por su generoso comentario: "Adicciones: Paraísos e Infiernos, es un interesante viaje por el mundo del uso y abuso de sustancias. Es un viaje por caminos tortuosos, dolorosos y difíciles. Esta obra nos presenta tanto las bases médicas y científicas de los trastornos adictivos, al igual que el lado humano. El Dr. Lourenço posee una vasta experiencia en este campo y despliega una gran habilidad al presentar sus ideas en una manera amena y humana".

A Pedro (Peter) Vivas Downing, mi entrañable amigo, quien está siempre pendiente de una nueva publicación para ofertarme su creativo arte.

No me olvidé de ti, querido colega y autor anónimo de un hermoso prefacio-testimonio. Escribí el borrador del libro que me sugeriste y

ix

su contenido refleja lo que conversamos en la semana maratónica de tu terapia cuando llegaste a mi consultorio con el agua al cuello, y de los esporádicos intercambios posteriormente mantenidos por teléfono. Que Dios te siga bendiciendo.

PREFACIO

"Perdóname que no me atreva a revelar mi nombre, pero, aún así, no quiero que mi testimonio esté ausente de un libro tan valioso como el que nos está legando mi entrañable amigo y salvador Doctor Antonio Lourenço. Estoy de acuerdo con los puntos de vista vertidos en esta obra y lo único que lamento es que el autor no la haya traído a la luz antes de que yo me haya metido en el infierno del que logré salir con la ayuda de tan distinguido, dedicado y competente profesional. Su legado me está ayudando a ayudar a otros a recuperar su sanidad física y mental.

"Era un viernes por la tarde, ya cayendo la noche, cuando un amigo y colega me recomienda llamar por teléfono al Dr. Lourenço. Yo me encontraba en mi país de origen en Latinoamérica. Estaba al borde del desespero. Me contestó el teléfono una señora. Le dije que era urgente hablar con el médico y que necesitaba una cita. Ella me contestó muy amablemente que el médico no me podía atender en ese momento porque estaba en una terapia de relajación pero que en cuanto terminara me llamaría. En efecto, el teléfono sonó aproximadamente quince minutos después. El colega me escuchó con atención, haciéndome muy pocas preguntas. Pronto me percaté del respeto y empatía con que me escuchaba. Me puse en marcha y el sábado por la tarde él me estaba esperando, aunque no era día de consulta. Lo acompañaba solamente su esposa, la cual fue quien abrió la puerta del consultorio y me hizo pasar a la oficina de mi colega. Llegué a pedir ayuda sin estar seguro de obtener resultados porque había fracasado en intentos previos con otros colegas que me trataron en sus consultorios y clínicas. No lograba muchos días en abstinencia. Me seguía inyectando los narcóticos, mi carrera y mi familia estaban en peligro. Lo que más me sorprendió fue no haber sentido que mi colega estaba muy preocupado. Me hizo una pregunta que me impactó por su brevedad y sencillez: "Cuénteme colega, ¿cuando y como empezó su infierno?" Habiéndome percatado que el colega no era de muchas palabras, le hice un relato breve y sencillo y me concentré en ser bien explicito. Con una discreta sonrisa, y mirándome bien a los ojos me dijo, en un tono de voz muy suave, muy calmado: "Mire colega, un viejo amigo abogado me dijo que en Derecho las cosas se deshacen como se hacen . . . ¿Qué le parece que enfoquemos su caso en esa forma?" Me sorprendió su forma de empezar el tratamiento, porque sentí que ya estaba recibiendo tratamiento y mi mente empezó a aportarme respuestas positivas en lo que ambos guardábamos silencio. Mirándolo retrospectivamente, pareciera que el colega quedó silencioso, invitándome así a que yo también silenciosamente reflexionara sobre lo que él me había dicho. Por primera vez realicé que yo tenía una adicción seria pero que podía salirme de ella, y silenciosamente fui vislumbrando formas de salir del infierno al que aludió el Dr. Lourenço. Me di cuenta que el colega seguía silencioso para no interferir con el curso de mis pensamientos. Finalmente yo rompí el silencio sin tener idea de cuánto tiempo este duró. Le dije: "Dr. Lourenço, sin pecar de optimista, por primera vez en todos los años que ha durado mi sufrimiento, veo la puerta de salida del infierno y empiezo a vislumbrar la vida que siempre desee tener. Por primera vez también, tomo consciencia de que tengo una adicción de la cual no podré salir sin ayuda. En otros términos: ante usted y el Altísimo me estoy rindiendo." Me quedé una semana en Miami, el Dr. Lourenço siempre acomodaba su horario para recibirme a diario. Aunque su esposa no era profesional de la psiquiatría, ella me prestaba mucha atención en lo que yo esperaba ser atendido por el colega, y me trataba con mucho respeto, diciendo a la vez cosas que hacían mucho sentido al punto de sentir que recibía dos terapias, la de ella y la de su esposo. Antes de regresar a mi país en el fin de semana siguiente, sentía que el impacto causado en mi por la conducta y conocimientos del colega y su esposa era tan fuerte y positivo que yo no tendría que volver para recibir más terapias, pues me sentía equipado para volver a ser el profesional, esposo y padre de familia como lo había sido más de cinco años atrás, antes de sucumbir a la adicción. Al despedirme del Dr. Lourenço y su señora, le dije al colega: "Por qué no escribe un libro sobre adicciones? Ayudaría a mucha gente. Usted me empoderó en vez de asustarme. Me llenó de mensajes positivos. No por la diferencia de edades, pues usted pudiera ser mi padre, yo vi en usted un padre nutritivo o un hermano mayor. Por favor escriba el libro que le ayudará a mucha gente". Acepté la justificación que me dio de un calendario muy ocupado. Han pasado cerca de quince años en los que he mantenido esporádicamente contacto con el colega. Hace cuatro o cinco años me hizo saber que había escrito un pequeño ensayo sobre adicciones y me envió copia por el correo electrónico desde Nicaragua donde él estaba residiendo y reponiéndose de los embates en su salud. Sentí una enorme satisfacción leyendo cada línea del manuscrito y mayor sensación siento ahora después que él me anunció que su esposa pronto publicaría el libro, y me ofrecí para enviarle mi testimonio.

"Mi caso es muy parecido al caso de Eduardo, pero jugado en forma más dura y con una recuperación que yo pudiera llamar milagrosa. Hay una frase que mucho me gusta del libro a punto de ser publicado: "El problema no está en las drogas. Está en los que las usamos"

Estoy seguro que ADICCIONES, PARAISOS E INFIERNOS ayudará a mucha gente a evitar **la dura vida de los adictos y** a recorrer exitosamente **el camino de regreso hacia la sobriedad**. Además se trata de un libro escrito en un estilo cuya lectura resulta muy agradable, vierte conceptos muy útiles y fáciles de implementar, fomentando la comprensión y prevención de las conductas adictivas, así como a liberarse de las mismas.

Gracias una vez más Dr. Lourenço y Señora Margarita. En nombre del suscrito y el de toda mi familia, que Dios Nuestro Señor les bendiga.

Tu Colega y Amigo"

INTRODUCCION

Empezaré estas palabras introductorias con una advertencia: no pretendo presentar un tratado sobre adicciones, sino que plasmar algunas ideas que son el fruto de mi experiencia en lidiar con individuos y grupos afectados por diversos tipos de adicciones, incluyendo conductas y emociones adictivas.

Algunos vocablos usados en este texto no siempre deben ser tomados literalmente, como cuando nos referimos a cielos, paraísos, infiernos, Lucifer, sino que deberán ser tomarlos en sentido metafórico, simbólico, figurado.

*Pienso que es un deber para un proveedor de servicios de salud mental con experiencia en la materia escribir sobre **ADICCIONES,** algo que pueda servir de ayuda a sus víctimas directas e indirectas y prevenir que más víctimas sean sumadas a la ya extensa lista de individuos que sufren día tras día. Una obligación moral y ética. Algo que pueda ayudar a los que sufren sintiendo el dolor que acarrea toda adicción, y a los que talvez crean que no sufren o única y simplemente lo niegan como parte del cumplimento de un pacto con su adicción o adicciones—pero el sufrimiento ahí está, torturando cada víctima de la adicción.*

Más que ayudar a comprender lo que es la adicción a una substancia química o a una conducta, el especialista en comportamiento humano tiene el deber de proveer algunas luces sobre las posibles soluciones a un problema que se ha vuelto uno de los mayores flagelos que asolan a la Humanidad, probablemente peor que el hambre. Esta se puede mitigar con alimentos e incluso reducirla a un mínimo a través de programas sociales que fomenten la abundancia de los bienes necesarios, capacitando a las personas a que se vuelvan más productivas en bienes materiales, enseñándoles a usar sus recursos, sus fuentes de poder para triunfar, ser ricos, felices y poderosos en vez de vivir desposeídos, dependientes, miserables y débiles.

La adicción es un fenómeno harto complejo al envolver las esferas cognitiva y afectiva, y la fisiología misma del organismo en que se desarrollan necesidades difíciles de comprender y aun más difíciles de satisfacer sin correr graves riesgos.

El "adicto" puede ser llevado a su adicción debido a la percepción o idea de que las drogas o conductas adictivas le abren las puertas del placer y de la tranquilidad, de experiencias excepcionales que para él son como entrar al *paraíso* o al *cielo*, o al Nirvana, en cuanto que la percepción del autor es muy diferente y diametralmente opuesta: las drogas y conductas con potencial adictivo lo que en realidad abren son las puertas del *infierno*, de un sufrimiento que tiene un inicio pero no parece tener un final, un hambre de carácter insidioso y progresivo que no es susceptible de ser saciado ni mitigado.

Divagando sobre **Cielos y paraísos** diremos que ambos han sido ofrecidos, anunciados y hasta regalados en todas las edades y culturas por las que ha transitado la humanidad hasta los días de hoy. Lugares amenos y gratificantes, solo para los bien portados. ¿Y por qué no escribir igualmente sobre infiernos? El *infierno* ha sido conceptualizado como la antítesis del cielo y del paraíso. Con el Infierno se ha amenazado a los mal portados, como su destino final donde la tortura será eterna como la eternidad misma, para allá de la muerte física, al final de una vida biológica transitoria o de duración limitada. El mensaje es bien claro: en la eternidad, donde el alma morará al dejar el cuerpo sin vida, existen un cielo o un paraíso y un infierno. Si quieres pasar a la eternidad para en ella permanecer confortablemente pórtate bien; si quieres ser torturado eternamente pórtate mal. Pero hay un pequeño problema aun para algunos de de los que creen que en realidad existen castigos y recompensas en el más allá, pues esa creencia no influye mucho en su comportamiento terráqueo. Si para portarse bien a veces hay que hacer sacrificios soportando privaciones, no todos estamos dispuestos a hacerlos ni para ganarnos el gozo del codiciado cielo ni tampoco para capearnos el temido fuego del pavoroso infierno. Probablemente ello se deba a una mezcla de rebeldía y una dificultad en posponer la gratificación de nuestros deseos, lo que en última instancia se debería a un grado acentuado de sibaritismo y hedonismo sin frenos. Cuando queremos algo *¡Ya!*, tiene que ser *ya*, no importándonos las consecuencias. "¿Para qué esperar tanto si lo podemos conseguir ya?", se preguntarán algunos. Otros individuos simplemente no creen ni en cielos o paraísos ni en infiernos en el más allá. Si tienen valores éticos bien cimentados pueden portarse mejor que muchos creyentes y así ganarse el cielo aunque no crean o no les preocupe ni cielo ni infierno después de la muerte. En realidad aunque las creencias religiosas puedan ser valiosas en la modulación positiva del comportamiento, ellas serán más efectivas cuando vayan acompañadas de valores. Un viejo dicho reza que lo que hace que la gente se porte bien es el temor a Dios y a la policía o a la ley. Por consiguiente, el tercer elemento—el que tiene un mayor peso a la hora de actuar—es la posesión y el uso efectivo de valores. Al no hacer uso de valores, muchos aprendemos a como sobornar a los agentes del orden o como torcer las leyes a nuestro favor. Y cuanto al temor a Dios, si lo sentimos le rezamos al Creador lo suficiente para que con las oraciones el Señor nos borre nuestros pecados. "El que peca y reza, empata", según se dice por ahí.

Usualmente nos referimos al **cielo** como uno de los posibles destinos del alma al dejar el cuerpo en la tierra, al devolverlo donde se originó. Imaginamos el cielo allá arriba, muy alto, en el cosmos infinito que está por arriba de nosotros, cerrado con unos portones guardados y controlados por San Pedro. Allá le asignamos la morada a Jehová, a la Santísima Trinidad, a toda la corte celestial y a las almas de los justos. Los alemanes dicen metafóricamente que suben al "sétimo cielo" cuando alcanzan el clímax de la relación intima con sus parejas. Mucho de los que se intoxican con alcohol o drogas psicodélicas claman estar en el Nirvana védico, equivalente a estar en el cielo bíblico o en paraíso islámico. Similarmente decimos que estamos en el cielo—o en el paraíso terrenal—cuando todo nos va bien en el momento y nos sentimos felices. En forma diametralmente opuesta, nos imaginamos el infierno situado muy hondo en el cosmos, metido en un hoyo o subterráneo caluroso y asfixiante, cuidado por el diablo Lucifer o alguno de sus socios. Para tener una idea sobre lo que puede ser el infierno es bueno refrescarse la imaginación leyendo la Divina Comedia de Dante Alighieri. Habitualmente decimos que estamos en el infierno—o en el "infierno en la tierra"—cuando creemos que todo nos va mal y nos sentimos agobiados y desgraciados.

Probablemente tomando en cuenta nuestros conceptos sobre cielo o paraíso e infierno terrenales, como la forma en que nos sentimos y llevamos nuestras vidas, puede haber sido lo que motivó o inspiró a Su Santidad Juan Pablo II a "cancelar" los cielos e infiernos tradicionalmente conceptuados como recompensas y castigos para el alma después de la muerte del cuerpo. Su Santidad decretó muy sabia y valientemente que **el infierno es un estado del *alma*—o *estado del ánimo,*** si lo traducimos a un lenguaje psicológico en tono con nuestra era—lo que se vuelve más comprensible para los no creyentes e incrédulos. Lo mismo podemos decir del cielo, lo que en el siglo XXI hace más sentido. Entretanto, mi interpretación de la sentencia papal es que nuestra alma seguirá eternamente en el mismo estado en el que dejó el cuerpo después de la muerte de este.

Mientras tanto, la creencia en el ***más allá*** está de tal manera arraigada en la mente de la inmensa mayoría de los mortales que, aunque con frecuencia lo neguemos, seguimos temiendo por el destino de nuestra alma, razón por la cual nos preguntamos: *¿Quien no va a querer que su alma descanse eternamente en paz en un lugar idílico, en un lugar donde abunda todo le que agrada y proporciona placer?* O, a la inversa, *¿quien no le teme al sufrimiento eterno?* Si creemos que esos lugares existen como destino del alma después que nuestro corazón deja de latir y nuestros pulmones cesan de respirar, tenemos que pensarla dos veces cuando vamos a portarnos mal o a pecar. Por si las moscas, pedimos perdón por nuestros pecados, reales o imaginarios, oramos y rezamos para poder ganarnos un boleto al cielo o al paraíso. A como dije anteriormente, la mayoría de nosotros pecamos y rezamos, o sea que logramos un empate, vivimos tablas. ¿Será ello suficiente para que San Pedro nos deje entrar? Los cristianos creemos firmemente que basta con arrepentirnos en el último minuto de vida para que seamos aceptados en el cielo. A eso se debe que cuando jóvenes y sanos creemos que el mundo nos pertenece y el cielo también, no nos pasa por la cabeza que algún día habrá un final, un último minuto no anunciado de antemano. Entretanto, más tarde o más temprano nos toparemos con un problema incómodo, *una nuisance:* como no podemos prever cuando será el último minuto o segundo en que podremos tener la oportunidad para arrepentirnos de todas las barbaridades o pecados cometidos, nos vamos volviendo, a la medida que envejecemos, nos debilitamos o nos enfermamos, cada vez más piadosos a punto de evocar a Dios Padre, Dios Hijo, el Espíritu Santo, la Virgen Madre, a la vez que bajamos todos los santos del cielo, o aun nos pegaremos de los hábitos de un sacerdote, si posible de un obispo o de un cardenal, para así asegurarnos de poder capear el fuego del temible infierno. Aun así, el remordimiento por el mal infligido a otros y a nosotros mismos no permite que nuestra alma deje el cuerpo estando en estado de gracia, no importando cuanto recemos o cuanto nos arrepintamos, pues en la gran mayoría de los casos no podemos reparar el daño consumado. Lo razonable seria, entonces, vivir en estado de gracia concedido por nuestras buenas acciones.

Pero . . . por aquello que "lo bailado nadie te lo quita", desde tiempos inmemoriales los humanos nos hemos dedicado a bailar y hacer muchas otras cosas de tipo gratificante para tener nuestro propio paraíso o cielo durante el tiempo que nos toca vivir en la Tierra. No siempre bailamos con la bella, pues en el afán de bailar muchas veces nos toca bailar con la fea . . . Con frecuencia se nos pasa la mano y el paso por el paraíso terrenal es transitorio e efímero, no pasando de ser una ilusión, una quimera, y donde terminamos, al menor descuido, es en el infierno o en un infierno.

Probablemente un trago o dos de una deliciosa bebida nos podrá llevar al Cielo, al Paraíso o al Nirvana, de la misma forma que beber en exceso, a veces la botella completa o más de una, nos llevará inevitablemente al pavoroso infierno dantesco y no retornaremos de allá ilesos, o no retornaremos del todo si lo continuamos haciendo. Con esto quiero significar que el uso moderado de ciertas substancias como el alcohol etílico y de conductas tales como los juegos de azar puede ser fuente de sano disfrute y placer, en cuanto que su abuso no perdona al abusador. Pero el privilegio del sano disfrute y placer le es dado y preservado solo a aquellos que nunca abandonaron la sobriedad. Hasta con la comida y otras diversiones sucede otro tanto: su exceso puede complicarnos la vida y hacérnosla de cuadritos. Del mismo modo, comer y beber es necesario para una vida sana, productiva y gratificante siempre y cuando lo hagamos sobriamente, en cuanto que comer y beber en exceso nos puede enfermar y ocasionarnos un trastorno adictivo de consecuencias tan serias y severas como cualquier otra adicción.

Habitualmente hablamos de Paraíso cuando pensamos en un sitio idílico como el que describe la Biblia, donde moraron Adán y Eva antes de ser expulsados y lanzados a los leones, al mundo real donde todo es lucha por la sobrevivencia pero donde se puede comer de la manzana. Fue así que por haber comido de una manzana prohibida—o de la parte envenenada de la manzana según opinó el compatriota y Premio Nóbel José Saramago—nos echaron del idílico jardín del Edén. La historia de la tristemente famosa manzana de la discordia. En esos tiempos primigenios, Tata Chu era bien bravo . . . Castigaba sin coyunda a como lo hace todavía en los días de hoy. El *"¡Fuera de aquí!"*, pronunciado con ira, les dolió más a Adán y Eva, a esos atrevidos y desobedientes progenitores de la Humanidad, que si les hubiese pegado unos coyundazos o una patada en el trasero. En verdead, el problema no fue solo ese, ellos hubieran aguantado los golpes, se hubieran lamido y sobado los chollones, y ya estuvo. El mayor problema reside en que la expulsión de nuestros lejanos ancestros nos sigue doliendo, la seguimos pagando todos los que hemos sido engendrados y creados a partir de entonces. Seguimos pagando por el *pecado original.* ¡Que clase de castigo o de salazón la que nos tocó llevar a tuto! Así lo decidió e hizo el Padre Celestial. Está bien. Lo aceptamos. Se dice, entretanto, que Tata no fue tan malo, pues a la vez que nos lanzaba al ruedo en un mundo hostil, nos daba la opción del comportamiento que queramos elegir. Nos otorgó el **libre albedrío,** de modo que podamos ser felices o infelices según nuestras acciones, y nuestras acciones son las que nos sirven de identificación y de medida de nuestro comportamiento. "Por sus frutos [conductas] os conoceréis", advirtió el Señor Jesús. Para el divino Maestro estaba claro que eran las obras o conductas—y no los discursos—las que nos acreditarían como personas de bien, de virtudes, o de vicios, que nos podrían llevar al reino de nuestro generoso y bondadoso Padre Jehová o a los dominios del rebelde y perverso Lucifer.

Conviene señalar, entretanto, que las excusas para justificar ciertos comportamientos como la desobediencia de la recién creada pareja echándole la culpa a la serpiente, siguen proliferando y siendo usadas antojadizamente por el ser humano, el que se perfila como el ser más decepcionante en lo que respeta su afán de engañar, lo que puede lograr con cierto éxito con su palabrería, a veces muy elocuente y con frecuencia enternecedor, pero lo que el ser humano hace se ve y puede ser evaluado. Medido. A veces con la misma vara—"Con la vara con que midáis con esa seréis remedidos" rezan las Escrituras Sagradas. Me imagino que muchos humamos han tenido que llorar lágrimas de sangre al tener que responder por sus acciones, al tener que ser remedidos con la misma vara que ellos utilizaron para medir a los demás. Recibiendo el pago con la misma moneda. Como quien dice: "el que a hierros mata a hierros muere". Otro problema: la mayoría no lo creemos, no le damos crédito a la sabiduría popular ni a las enseñanzas de las sagradas escrituras. Muchas veces juramos que podemos actuar con impunidad como cuando nos emborrachamos, nos tronamos con drogas psicodélicas, apostamos todo en la ruleta, pretendemos lo que no somos o calumniamos a nuestro semejante. Pareciera que así fuera por la forma en que muchas veces actuamos a sabiendas de que estamos transgrediendo las leyes naturales y las leyes y contratos sociales de la convivencia respetuosa y harmónica. Solo que el autor está firmemente convencido que siempre hay castigo para el que crea el infierno terrenal para si mismo y para los demás. *Su propio infierno estará en su proceder.*

Nadie que haga el mal podrá ser feliz—"nadie se va de acá sin pagar". *El primer receptor del mal es el que lo perpetúa.* Hay que ver como los déspotas viven acobardados y temerosos a pesar del sistema de seguridad personal que constantemente los rodea. Son prisioneros de su prepotencia y de su propio miedo. Queriendo dar la impresión de que viven en el paraíso, en realidad viven en el infierno, fruto de su adicción al poder.

El maldoso, en su alienación, jura y perjura que él está a salvo cuando les desea o hace daño a sus semejantes. El vicioso cree que está a salvo cuando se complace en su vicio no importándole quien pague la cuenta, pues el trasgresor habitualmente cree tener todos los derechos y ninguna obligación. ¡Pobre infeliz! Confía en su sistema de seguridad personal y en sus mentiras en lo que respecta su cuerpo, la imagen que pretende proyectar y en sus bienes materiales. ¿Y dentro de él, quien lo cuida? El maldoso, el perverso y el vicioso pueden contarse cincuenta mil historias, alienarse a saciedad hasta convencerse que al hacer el mal están haciendo el bien o que ellos estarán siempre a salvo. Cuanto más usen esas defensas más se alienarán, más se apartarán de la sanidad. ¿Puede ser feliz alguien que esté y viva insano? Talvez viva anestesiado por sus ilusiones, sus conductas euforizantes o sus drogas y no sienta muchas veces el tormento que lleva en el alma, el infierno en que vive aun cuando él jura y perjura que está viviendo en el cielo o en un paraíso.

Para ser feliz no se necesita más poder que su propia integridad. Un ejemplo típico puede haber sido Diógenes al exhibir la antitesis de esas conductas problemáticas: vivió en un tonel, en un país que no era el suyo, sin más pertenencias que los pocos andrajos que llevaba puestos después que su familia fuera despojada de sus bienes en su país de origen. No obstante su condición de ostensible pobreza, Diógenes se dio al lujo de ordenarle al hombre más poderoso del orbe, Alejandro el Grande, que se apartara a un lado porque le estaba quitando el sol. Diógenes tenía paz interior, Alejandro tenía ejércitos y poder temporal, dominio sobre extensas regiones y millones de sus habitantes. Si siendo tan grande y poderoso buscó al andrajoso Diógenes que se estaba asoleando a la entrada de su tonel vivienda a preguntarle que quería que hiciera por él, era porque algo lo perturbaba o torturaba interiormente y necesitaba de hacer un acto de altruismo o caridad social, un acto de contrición, para revindicarse y lograr paz en su espíritu, en su alma. Muy en el fondo de su ser quizás sentía la necesidad de un contacto con la verdad, con la pureza que solo un cínico autentico de aquellos tiempos, como Diógenes, le podía ofrecer, pues ni todos los Dioses del Olimpo lo podrían ayudar en ese particular.

El autor está firmemente convencido que el Señor, desde el día en que moldeó el muñeco de barro y le insufló vida, quiso que fuéramos felices. En sus términos y condiciones. A su manera. No lo aceptamos, le desobedecimos, y nos llevó candanga. Tal como en los días de hoy. Nos ofrecen la felicidad pero tiene que ser a la manera de los que nos la ofrecen. Después se quejan que nos rebelamos, aunque nos lleve la mierda. La primera pareja se rebeló contra las imposiciones, los límites, y después de tantos milenios seguimos pagando por su rebeldía, tal como ellos lo hicieron. Así que nuestro pecado no parece ser tanto el pecado original sino que—sencilla y llanamente—el pecado de cada uno de nosotros, el pecado individual, probablemente programado en nuestro genoma. Siguiendo aquello de que "gallina que come huevos aunque le quemen el pico" los seguirá comiendo, nuestros miles de veces tatarabuelos fueron rebeldes y nosotros continuamos siéndolo, continuamos pecando a pesar de las miserias que nos genera esa conducta rebelde. Nos ofrecen el paraíso y nos vale un bledo o un pepino, para no emplear una palabra más prosaica. Nos amenazan con el infierno y nos da risa. Por tradición y probablemente por genética.

La verdad es que ninguno de los dos lugares conceptuales, ni el paraíso mi el infierno como destino del alma, nos llaman particularmente la atención cuando se nos antoja algo aun que nos digan que es pecado. Si necesitamos de algo para satisfacer un "hambre" hedonístico, lo buscamos y lo tomamos sin medir las consecuencias. Lo haremos a nuestra manera. *Our way.* Haremos lo que nos de la real gana aun que eso signifique vivir en el infierno, aunque en ello se nos vaya la vida misma. Por desgracia, los que detentan el poder en la tierra—incluidos nuestros padres, maestros, policías, gobernantes—quieren imitar a Dios y nos imponen todo tipo de límites y prohibiciones, nos dan todo tipo de órdenes. Después se quejan que somos un atajo de rebeldes, de malcriados y de malagradecidos, con frecuencia viciosos y autodestructivos . . . Sabemos a saciedad que el alcohol en exceso, el exceso de comida y sodas, las drogas usadas inapropiadamente nos hacen daño y nos vale un calzón de payazo. Vamos al casino y de allá volvemos quebrados y endeudados, pero volvemos a ir allá. Nos hartamos como chanchos, comemos todo tipo de chanchadas, nos engordamos como cerdos, se nos tupen las arterias con el exceso de grasa animal consumida, y también nos vale un bledo o nos ponemos un rotulo de "enfermos" para que nos "comprendan" y nos compadezcan. Hay individuos que les fascina que les digan "Pobrecitos!" Ya mayorcitos, muchos que fuimos rebeldes en nuestros años mozos, empezamos a asentar cabeza. Muchos de nosotros, solo después de habernos golpeado nuestra terca cabezota contra el duro "fondo del barril" vacío, después de haber sufrido bajas en nuestra salud física y mental, en nuestras relaciones sociales, en nuestra familia, en nuestra profesión u oficio, etc. No siempre el duro golpe nos hace recapacitar. No solo, a veces doblamos o triplicamos la parada debido a una enfermiza ficción de que estamos en control, que todos nuestros movimientos "son fríamente calculados" . . .

La famosa "manzana" se mimetiza en muchos y diferentes aspectos conceptuales y factuales, y sigue siendo un fruto prohibido que insistimos en comer no importándonos el precio que tengamos que pagar por ello. La simple curiosidad sobre el por qué nos la prohibieron la hace màs apetecible. Cuanto más nos repiten "No comas de esa manzana", más el prohibido fruto se vuelve codiciado, apetitoso, haciendo aumentar la salivación o "agua en la boca", aunque sepamos que tiene veneno. ¡Tremenda trampa la que les puso el Creador a Adán y Eva, y de rebote a todos los que les sucedimos! Tal como ellos, nosotros también creemos que nos la sabemos toda y que encontraremos la excusa o justificación perfecta ante la trasgresión. ¡Pobres necios!

La **manzana prohibida** puede ser la ingestión excesiva de alcohol, fumar cigarrillos, el abuso de cualquier otra droga, sexo riesgoso, amor imposible, apostar sin otros limites todo el dinero que consigamos solo para perderlo con más pena que gloria, llevar a cabo un acto descabellado o un acto antisocial, comer y beber en exceso, elegir a una persona no idónea para un cargo de responsabilidad habiendo sido prevenidos, etc. Con frecuencia pecamos por advertidos. Damos vía libre a algo que nos apetece ingerir, oler o hacer. Cuanto más prohibido más lo queremos o deseamos. Haremos lo indecible por conseguirlo. Queremos subir al séptimo cielo aunque de allá nos desmarimbemos estrepitosamente, sufriendo y haciendo sufrir.

El **masoquismo** y el **sadismo** son más frecuentes de lo que podamos imaginarlos. La combinación de ambas conductas es muy frecuente: sufrir y hacer sufrir y regocijarnos o deleitarnos con ambas conductas y actitudes. No hay duda que estando concientes de los suplicios que tenemos que suportar y que eventualmente infligimos a otros bajo los efectos de una cruda, aun así nos emborrachamos hasta caer. Aun estando concientes del riesgo de una hemorragia cerebral o una arritmia cardiaca si abusamos la cocaína; del riesgo de desarrollar un cáncer de los pulmones, del aparato oral o de la vejiga si fumamos con regularidad; de los riegos de una cirrosis del hígado o una demencia si somos indulgentes con el consumo de bebidas alcohólicas, de enfermedades del aparato circulatorio al comer en exceso, etc., aun así muchos de nosotros nos hacemos los suecos y seguimos exponiéndonos a lesionar nuestro cuerpo y nuestra mente ingiriendo o inhalando, o aun inyectándonos cualquier tipo de tóxico, cualquier tipo de porquería, solo para conseguir uno o varios *highs* o "entrar en onda". ¡Que clase de onda, *brother*! Y cuanto más nos digan que arriesgamos la salud y la vida, más intensamente lo seguimos haciendo sin la menor consideración por nosotros y hacia nuestro entorno inmediato.

En seguida hablaremos de algunas de las formas más comunes de intentar abrir las puertas del ilusorio cielo, de la fantaseada felicidad, terminando en el infierno, en la desgracia, el dolor que no se mitiga con aspirina ni con acetominofen, ni con los más poderosos estupefacientes, ya se trate de opiáceos, otros sedantes, analgésicos, psicodélicos y drogas excitantes o euforizantes. El uso de la negación *(denial)* no sirve más que de alivio transitorio y es cuchillo de doble filo.

Después de estas divagaciones, invito al lector a que me acompañe en esta difícil tarea que considero urgente llevar a cabo con la esperanza de evitar la desgracia de unos y minimizar el dolor y sufrimiento de otros al ayudarlos a percibir la diferencia entre espejismos y realidad, indicándoles a la vez las formas de lidiar con la realidad sin tener que recurrir a engañosas ilusiones. A adoptar un estilo de vida responsable y a la vez gratificante a través de la *sobriedad*. A llevar un estilo de vida digno y responsable haciendo uso generoso de un tesoro que nuestro Creador nos entregó a cambio del Paraíso donde la mesa estaba siempre servida: *el libre albedrío.*

El autor no desea que el lector lleve una vida aburrida. Por favor, no me mal interprete. Me encantaría darme cuenta que el lector lleva una vida alegre y divertida a la vez que segura. Sobria. Digna. No un poco de diversión o euforia a cambio de mucho dolor. El autor quiere también advertir que el tratar un asunto tan serio como lo es la adicción no lo obliga a presentar el tema como si estuviera escribiendo sobre una tragedia griega, por lo que a veces me seguiré expresando con cierto grado de insolencia. Con esto quiero sugerir a mis queridos lectores que disfruten de la lectura de estas reflexiones y que de ellas deriven algunas luces de como ser felices manteniéndose sobrios o volver a la senda de la sobriedad si por desventura se habían descarrilado. Y que, sobre todo y por si las moscas, mantengan su alma en estado de gracia.

PARTE I

LA DURA VIDA DE LOS ADICTOS, ASI COMO DE SU ENTORNO

CONSIDERACIONES GENERALES

Para lograr la felicidad, el ser humano ha buscado con más tenacidad afuera que adentro de si mismo. Teniendo un inconmensurable potencial para ser feliz sin tener que ir muy lejos, ignora esa capacidad interior para lograr la paz y la alegría y busca en rededor suyo donde en realidad abundan los problemas que son fuentes de desatino y dolor. Pudiendo encontrar el cielo o el paraíso dentro si mismo lo busca en derredor suyo donde es más factible que se tope con el infierno.

Tal como la felicidad e la infelicidad, cielos o paraísos e infiernos o abismos en un contexto terrenal, son estados de ánimo o identidades conceptuales extremas y aparentemente opuestas, pero en realidad o en la práctica son los extremos de un continuo de la misma forma que extremos de un continuo son en un lado la deseable sobriedad o mesura y en el lado o extremo opuesto el indeseable desenfreno, extrema indulgencia, abuso o libertinaje. Pasar la mayor parte del tiempo cerca del extremo deseable donde impera la sobriedad ya puede ser considerado un éxito, en cuanto que lo opuesto sugiere fracaso. En los meros extremos solo podremos estar conceptualmente, idealmente, pero no en la realidad de la vida cotidiana. Además recordemos que "los extremos se tocan" de tal modo que el plácido paraíso puede colindar con el escalofriante abismo infernal. El ser humano no tiene que ser perfecto para ser exitoso y feliz. Solo tiene que funcionar dentro de parámetros saludables sin tener que arriesgar o desafiar los extremos, ni mucho menos las leyes cósmicas enunciadas por Newton.

Entretanto, muchos intentan llegar a los extremos del continuo a través de una entrada vedada con una puerta enllavada. Una vez desenllavada y abierta, la tal puerta nos dará paso a ambos extremos, transitoriamente al primero o paraíso, más permanentemente al segundo o infierno. Cuando la llave es una droga o cualquier conducta adictiva andaremos de Herodes a Pilatos hasta que este último dicte la sentencia antes de lavarse las manos. En las de sin remedio, muchos le echaremos la culpa a algo o a alguien, al estilo de "no fui yo fue Tete", podemos alegar que "la carne es débil" o que "me tentó el demonio", "¿qué puedo hacer si tengo una enfermedad incurable?", etc., etc. De cualquier forma, quien o lo que sea el señalado para chivo expiatorio, se lavará igualmente las manos.

Cuanto más tarde asumamos la responsabilidad de nuestros actos tanto peor nos irá, y lo inverso también resulta ser cierto, por lo que vivir responsablemente es el primer paso para no tener que "pasar las de Caín" y asegurarse una vida de éxito. Si no lo se hacer por mi mismo, siempre podré encontrar alguien que me ayude a capacitarme, que me ayude a movilizar el ***poder personal productivo*** que en mi reside, para lograrlo.

Hay algo, entretanto, a lo que debemos estar atentos: *Todo lo que hagamos de positivo nos puede llevar o acercarnos al cielo o al paraíso, a un estado de ánimo alegre y bien dispuesto, a una vida de éxitos. A la verdadera felicidad. En el extremo opuesto del continuo "bueno-malo", lo que hagamos de negativo nos llevará irremediablemente al infierno o nos acercará a él peligrosamente, a un estado de ánimo que no tendrá nada que ver con la verdadera felicidad.*

Las acciones negativas nos pueden provocar tristeza, ansiedad y sufrimiento, aunque muchas veces nos pueden facilitar "alegrones de burro" tales como la falsa alegría, el triunfalismo, la rabia, la envidia y la venganza que, al disiparse, nos hacen sentir más miserables de lo que estábamos antes o nos llevarán a escalar en las conductas negativas, llevándolas a cabo con más frecuencia y en forma más "dura" o extrema. Con el tiempo, desarrollamos una dependencia enfermiza de ese tipo de conductas. El que se siente "feliz" al asesinar, maltratar o estafar a uno o varios de sus semejantes, pronto sentirá la necesidad de seguir matando, maltratando, estafando, y lo seguirá haciendo si nadie lo para. Los que han visto la película "Cara Cortada" *(Scared Face)* podrán más fácilmente empatizar con lo que estoy alegando. Eso es exactamente lo que sucede cuando pretendemos encontrar felicidad con el uso de drogas y la ostentación de un poder ilimitado.

Empezamos con un poquito, solo para "probar", después para "experimentar", lo que viene después ya lo sabemos, como en la promesa raramente cumplida de "solo la puntita . . ." ¿Quien va a controlar el resto? *Necesitamos de ser ingenuos o hacernos los despistados para pensar que podemos controlar algo que ya nos está controlando.* Ni siendo *Superman* o *Mandrake*

"El Mago" lo lograremos, mucho menos sin la ayuda de especialistas y la colaboración de nuestro entorno más cercano que esté capacitado para ayudarnos.

El problema que se le presenta a un adicto consiste en que la ayuda apropiada y que pueda resultar efectiva es raramente buscada o aceptada debido a que el "adicto" niega enfáticamente que tiene un problema y en consecuencia rehúsa recibir ayuda, a la vez que las acciones del entorno—y de su entorno familiar en particular—son muchas veces más bien contraproducentes. Para ayudar a un individuo adicto, ya sea *químico* o *"químicamente limpio"*, las personas de su entorno necesitan estar capacitadas para no entrar en los "juegos psicológicos" del adicto y más bien ayudarlo a salirse de ellos. Debemos recordar que no hay nadie más hábil en contar sus cuentos ni más manipulador y convincente que un "adicto", cualquier que sea su adicción. Y las hay de todo tipo y "tamaño" o severidad. La dureza y malignidad de los juegos psicológicos en que se enredan el adicto y su entorno son directamente proporcionales a la dureza de la modalidad del abuso de drogas o conductas adictivas, y a su grado o nivel de adicción.

> *¿Por qué la misma puerta lleva a "lugares" tan opuestos como el cielo o paraíso y el infierno o abismo?*

Los que abren esa puerta juran y perjuran que por ella entrarán a un camino que los llevará a la gloria, donde se sentirán bien, donde experimentarán las emociones que buscan al entrar en onda. El problema reside en que cuando a alguien se le mete entre ceja y ceja un deseo, una urgencia de algo, un capricho, ese alguien no mide las consecuencias de las acciones para lograrlo. Busca la puerta, la desenllava—si necesario fuese la empujará y romperá a patadas—entra y sigue avanzando, no siempre para volver a salir ileso, o para no volver a salir del todo. No es fácil salir de un abismo o de un pozo sin fondo. Mucho menos sin la ayuda apropiada. Esta no siempre está disponible a la vuelta de la esquina y, aunque se presente, el adicto con frecuencia la rechaza. Prefiere pagar el alto precio del vicio que el módico precio de la virtud. Por otro lado, la mayoría de los que "tratan de ayudar", en realidad lo que hacen es refundir más al *infeliz* feliz o al *feliz* infeliz. No por maldad. Por ignorancia o incompetencia, pues **para poder y lograr ayudar a alguien afectado de adicción se necesita**

mucho más que buena voluntad. *Se necesita saber que hacer y como hacerlo además de poder contar con la oportunidad de hacerlo.* Que el adicto le de esa oportunidad, circunstancia en que estará enviando una señal de que el afectado de adicción está pidiendo ayuda.

A continuación nos referiremos a algunas de las puertas de entrada más comunes a los deseados mundos, o agentes que nos conducen a la puerta o que sirven de llave de la misma, o todas las cosas a la vez. Usaremos el término **adicto** (a) al referirnos a aquellos (as) que siendo víctimas de adicciones no lo aceptan o la niegan enfáticamente, no piden ayuda y la rehúsan cuando se les la ofrece, para quienes satisfacer las demandas de su adicción se vuelve el foco de su vida y para lo cual movilizarán todos los recursos de que puedan echar mano; y el término **afectado** (a) cuando nos referimos a alguien que reconoce tener una adicción—la cual se ha vuelto egodistónica—, que pide o acepta ayuda, o a alguien que de alguna forma ofrece la oportunidad de ser rehabilitado.

ADICCIONES, EMOCIONES Y CONDUCTAS

Hemos mencionado las conductas como llaves que nos pueden abrir las puertas del infierno, pues no solo las drogas alteran la conciencia y desarrollan adicción. Las conductas en si también lo hacen, muchas veces más eficientemente que las substancias químicamente activas. Es la adicción "seca", limpia de drogas o "químicamente limpia", aunque lo más frecuente es una combinación de ambas—drogas y conductas—la que nos abre las puertas del infierno y nos mantienen encerrados en él. Estar "limpio" *(clean)* o sobrio en dado momento no significa que la adicción se retiró. Hay adictos que nunca usaron una droga pero se conducen de tal forma que transitan las mismas rutas de los adictos a substancias químicas. Individuos pleitistas, bochincheros, abusadores y apaleadores de sus parejas, malhumorados, tramposos, incumplidos y no confiables, autoritarios, jugadores y apostadores empedernidos, comilones compulsivos, etc. entran igualmente por la puerta grande que creen llevarlos al paraíso, llevándolos en realidad al infierno. Algunos, simplemente creen en el poder y en ejercerlo despóticamente. Tal como sucede con el uso de las drogas, al infierno no se van solos. Habitualmente arrastran consigo a otros, de preferencia los seres más vulnerables que con frecuencia son los seres más queridos, mejor dicho, a los que más los quieren, pues, como regla general, el adicto no quiere a nada ni a nadie más que a sus drogas o conductas antisociales, a su ilusión de poder y de dominio sobre los demás para más fácilmente lograr lo que se le antoje.

En vez de inspirarnos ira el adicto debe inspirarnos compasión. Si somos creyentes, debemos incluirlos en nuestra oraciones, en nuestros ruegos al Creador para que les de motivación y valor para volver a la senda de la sobriedad. El adicto es un alma en constante pena, y en consecuencia trata de vivir anestesiado al abusar el agente de su adicción. Otro problema consiste en que el que cree controlar o dominar es en realidad controlado o dominado, el que cree esclavizar es en realidad un esclavo. Aparentemente no es fácil ser libre. El concepto del psicólogo humanista Erik Fromm sobre *"el miedo a la libertad"* se concretiza en dominantes y dominados, en dueños y esclavos. Por esa razón, los mandones, adictos al poder, en vez de ira deberían inspirarnos lástima. ¡Pobrecitos o pobres diablos! La dificultad está en saber si son almas de Dios o "almas de mierda", usando la expresión de un amigo artista muy querido. De cualquier modo, adictos o no adictos, todos somos almas de Dios. El autor es menos prosaico que su amigo pintor . . .

Más adelante hablaremos de las formas más comunes de intentar abrir las puertas del supuesto cielo, de la supuesta felicidad, terminando en el infierno, en la desgracia, el dolor y amargura que no se mitigan con ninguna droga por más poderosa que esta sea. El dolor que solo puede cesar con el retorno a la sobriedad.

Una emoción nos puede llevar a actuar inicialmente en el sentido que ella nos indica.

Empezando con las *emociones positivas y agradables*, tomaremos como ejemplo la **alegría.**

Si estamos alegres buscamos como mantener ese estado de espíritu o de ánimo haciendo cosas que lo intensifiquen y lo prolonguen. Con frecuencia buscamos como compartir nuestra alegría con otros, contagiarlos con ella. De esa forma, los así contagiados reforzarán nuestra alegría, nuestro buen ánimo, con su ánimo también alegre.

Podemos hacerlo de dos formas bien diferentes, diametralmente opuestas, con resultados también diametralmente opuestos.

1)   A través de ***conductas nutritivas***, positivas, adecuadas, facilitadoras de bien estar, promotoras de la verdadera felicidad, del ingreso al paraíso o por lo menos de un agradable paseo a través de él.

Ejemplo: Me siento alegre, quiero celebrar lo que creo motivó mi alegría, invito a mis amigos a que nos reunamos, que vayamos a ver una buena película, a bailar a un sitio decente, tomar unos tragos al suave en lo que charlamos y la pasamos bien. No solo yo sino también mis amigos regresamos complacidos y tranquilos a nuestros puntos de partida, a nuestros hogares, saliendo reforzados de la experiencia, más saludables, más fuertes, libres de estrés, con nuestros sistemas inmunológicos más competentes y mejor equipados para defender nuestros organismos de infecciones, del cáncer, etc. Resumiendo: terminamos la celebración en un estado de ánimo feliz, desestresados, con nuestras baterías recargadas.

2) Con ***conductas tóxicas,*** negativas, inapropiadas, inadecuadas, peligrosas, promotoras o facilitadoras de otras conductas y emociones todavía más negativas, más peligrosas, aunque la idea continúe siendo la de prolongar las emociones agradables, compartirlas y contagiar con ellas a otros para que a su vez nos devuelvan la cortesía.

Ejemplo: Me siento alegre, me emborracho o invito a mis amigos a que bebamos juntos, no unos tragos sino hasta caer. Terminaremos todos intoxicados, borrachos, algunos nos pondremos a pelear, a competir corriendo nuestros carros en carreteras traficadas—lo que también podemos igualmente hacer estando químicamente sobrios—terminaremos en la cárcel, el hospital o en la morgue, no siempre solos sino acompañados de inocentes transeúntes u otros conductores que se encontraron envueltos en el party, involuntariamente y a gran sorpresa suya; o por lo menos volveremos al punto de partida más estresados que al comienzo, con nuestros sistemas inmunológicos debilitados, probablemente más pobres o endeudados, y no siempre con buena reputación que se diga. Podemos aun terminar peleando a muerte con viejos y queridos amigos o con desconocidos, pudiendo en ello perder la vida o salir severamente lesionados, terminar en la cárcel o en la morgue del Instituto de Medicina Forense, eventualmente perder familia y fortuna o lo poco de que disponíamos. En vez de realmente celebrar lo que hicimos fue infligirnos un castigo.

Sin el menor lugar a duda, las arriba descritas son dos formas muy diferentes de "celebrar", de buscar como sentirnos alegres o libres de aburrimiento. Como acabamos de exponer, no siempre celebramos en forma sana y productiva. La alegría no siempre nos lleva a lograr más alegría, aunque la intención inicial pareciera ser esa. En ocasiones, celebramos nuestra alegría escogiendo o eligiendo conductas que en vez de promover el bien estar, prolongar o perpetuar la felicidad, más bien tienen el efecto contrario. Pudiéramos presumir de freudianos y comentar que nuestra vida es una lucha entre *Eros* y *Tanatos*, entre los instintos o principios de vida y los de muerte. Evocarlos, sería una justificación más para no hacer gran cosa al respecto.

Dimos el ejemplo de como una emoción agradable y positiva como lo es la alegría sana puede desencadenar conductas tan negativas, tan insanas, a veces en cascada hasta topar con algo que momentánea o definitivamente las detiene, siempre con algún tipo de secuelas y un precio alto o *pay off*. Si eso puede suceder cuando arrancamos con una emoción positiva, ¿qué tal cuando empezamos las acciones con emociones negativas tales como la ira desbordada, el resentimiento, la venganza, el triunfalismo, la frustración, etc.? Una razón, por tanto, para *no actuar cuando las emociones son muy fuertes. Muchas veces antes de actuar hay que enfriarse primero.* Decirnos a nosotros mismos: "¡Al suave! "*Cool down, baby!*" Relájate . . . "*Take it easy*".

Las emociones son vida. Son necesarias e indispensables, además de inevitables. Son un termómetro del grado de salud o enfermedad tanto física como mental, y aun social. El animal humano es un ser biopsicosocial por excelencia: su cuerpo, su mente y su vida social o entorno están íntimamente ligados, entrelazados, integrados en un solo ser. En un solo sistema. Lo que afecta a un componente del ser o del sistema afectará simultanea o sucesivamente a todo el ser o sistema, ya sea en forma positiva / nutritiva o en forma negativa / tóxica, con una reacción en cadena, contagiosa a través de la retroalimentación (feedback) en cadena o cadena de retroalimentaciones.

Es conveniente también aclarar que en la génesis de una conducta estará siempre una emoción, casi siempre con la mediación del pensamiento, de la toma de decisiones. Hay respuestas a las emociones que son llevadas a cabo en forma automática o semiautomática, otras que solo se efectúan si la razón lo decide. Hay conductas de importancia vital, de sobrevivencia como las que responden al miedo o situaciones de peligro inminentes, situaciones en que hay que enfrentarse y pelear o huir, o aun quedarse inmóvil y hacerse el muerto como lo hace muy hábilmente nuestro marsupial, el zorro cola pelada u *opossum de Virginia*. Por ejemplo:

si veo venir un enorme perro furioso necesito de protegerme en forma inmediata, no siempre en forma pensada conscientemente y planificada. Ciertas situaciones de peligro, entretanto, permiten una planificación, aunque sea de segundos o minutos, para visualizar la mejor estrategia a seguir en nuestra protección y la de alguien más en peligro. Una variante muy frecuente y desdichada consiste en que, teniendo la oportunidad de hacerlo, no solo no tomamos ventaja para planificar la estrategia para hacer abortar la situación de peligro, sino que en ocasiones actuamos en forma impulsiva, desorganizada, sin control sobre nuestros impulsos, y en vez de evitar el peligro más bien nos lanzamos más rápidamente en sus brazos, fauces o entrañas. En otras ocasiones el peligro no existe, es apenas virtual, pero precipitada e irreflexivamente lo hacemos real y caemos como sus víctimas—en vez de hacer algo para protegernos y calmar a un perro bravo evitando que nos muerda, encendemos la cólera de un perro manso hasta el punto que nos clavará los colmillos y eventualmente nos arrancará uno o varios tucos si no la vida misma.

La metáfora del perro aplica para numerosas situaciones que el lector podrá identificar. Con frecuencia provocamos, ya sea con palabras o con nuestra actitud, nuestro lenguaje corporal, a personas que hasta entonces estaban en paz con nosotros. En vez de dejar las drogas en paz las buscamos y usamos frenéticamente. En vez de comer y beber sobriamente lo hacemos hasta reventar. Podremos, entretanto, aprender de esas situaciones, haciéndonos las preguntas:

¿Qué hice para meterme en este problema? y "¿Que podría haber hecho para no meterme en este problema? ¿Qué tengo que hacer ahora para solucionar este problema?

Pues para nada bueno servirá pensar "¡Soy un estúpido! ¿Cómo pude haber hecho esto o eso?" La verdad es que nadie es automáticamente estúpido solo porque comete errores, y si ya los hizo la verdad es que ya está automáticamente demostrado que pudo hacerlo, por lo que no tiene sentido hacerse la pregunta al respecto, pero tiene sentido y es práctico preguntarse que podría haber hecho, que podré hacer para remediar el error—o podré hacer en el futuro en una situación semejante, en una manera positiva en vez de meterme en problemas. Esa reflexión pasará a nuestros archivos mentales, a nuestro registro cerebral superior (*top*), donde quedará disponible para su futura implementación cuando la necesitemos en nuestros procesos mentales superiores o *top down* o de reflexión y procesamiento, de análisis crítico.

Auto rebajarse, poniéndose rótulos a uno mismo, no ayuda a mejorar nuestra conducta o nuestra efectividad, más bien rebajará nuestra estima propia hasta un nivel tan bajo que nos impulse a intentar levantarla "automedicándonos" con cualquier tipo de droga legal o ilegal, continuar comiendo sin tener hambre, bebiendo sin tener sed, algunas de las formas de empezar a recorrer el camino que lleva a la dependencia o adicción, y por ende al "infierno en la tierra". "¿Estamos claros?". ¿Me hago entender?

- "Que antipático el Dr. Lourenço!"—protestarán algunos y algunas.

Estoy de acuerdo. No siempre nos gusta confrontarnos con la verdad, solo que el deber del profesional es ser honesto y no un cortesano diciendo lo que muchos quieren oír—simple y llanamente entraría en los juegos de la adicción, sería uno más circulando dentro del Triangulo Dramático que explicaremos más adelante.

Di una pequeña muestra de las muchas formas en que nos alejamos de la posibilidad de aprender de nuestros propios errores y de resolver problemas a veces bien sencillos y, a la inversa, complicarlos sin necesidad. Cuando jugamos en la nieve y hacemos una pequeña bola de nieve y la ponemos a rodar esta va recogiendo e incorporando más nieve hasta formar una "inmensa bola de nieve". Cuando no es con nieve que jugamos pero lo hacemos con nuestra propia vida podremos terminar envueltos o arrastrados por una "inmensa bolla de caca", un cúmulo de intricados problemas que podrían haberse evitado o hecho abortar a través de un simple acto reflexivo, sano. Las cosas se complican aun más cuando apelamos a drogas o bebidas alcohólicas para mitigar nuestro desasosiego . . . o para celebrar que estamos metidos hasta el cuello en problema tras problema. Soluciones abundan en el tenor de la que sigue:

"Ya dejemos de pensar en eso . . . Echémonos otro trago, *brother* . . .".

En vez de tragos de guaro pueden ser unas líneas de cocaína, unas tantas piedras de *crack*, unos pitos de marihuana, una pipa de haschisch, o cualquier estupefaciente de que podamos echar mano para ir derechitos al infierno después de un breve paso por el codiciado "paraíso artificial".

La forma de complicarse la vida puede ser una conducta tóxica como buscar escape en la ruleta, en la màquina traga monedas haciendo apuestas máximas, o en el comercio sexual riesgoso, ya sea como "profesional" o como cliente. La "ruleta rusa" se puede jugar sin revólveres y sin balas, se puede llevar a efecto llana y sencillamente con drogas, alcohol, sexo riesgoso, excesos alimentares, juego duro y otras conductas y emociones igualmente mortíferas o incapacitantes.

Pienso que todos hemos vivido y sido los protagonistas o testigos de situaciones como las descritas, en grado mayor o menor, por lo que le ruego al lector que sea honesto y transparente con el autor y me diga si estoy equivocado o exagerando.

Volviendo a las **emociones,** podemos afirmar sin temor a equivocarnos que nos volvemos adictos a las emociones que son nuestras preferidas o nos alteran más la mente ya sea para bien o para mal. Podemos volvernos adictos a la *alegría* y pasar la mayor parte de nuestras vidas alegres y sonrientes aun en situaciones muy difíciles y que tradicionalmente correspondería estar muy taciturnos. Podemos también volvernos adictos a la *euforia* y no tendremos la menor tolerancia para tristezas o sentimientos depresivos—lo que es más común en personas con *trastornos bipolares,* a tal punto que con frecuencia rehúsan los tratamientos que los bajarán de su nube o avión pero que aceptarán muy complacidos medicamentos tales como antidepresivos, otras substancias u aun conductas que perpetúen y, de ser posible, aumenten su euforia. Eventos excitantes, la música alta, las fiestas ruidosas, el alcohol y las drogas, el sexo riesgoso y frenético serán parte del menú preferido por un bipolar en fase hipomaniaca o maniaca, o luchando por dejar atrás los sentimientos depresivos.

Del mismo modo, pero en el extremo del *continuo agradable-desagradable* hay personas adictas a la *tristeza* y *depresión,* a la *ansiedad* y al *miedo*.

Hay personas que viven preocupadas, ansiosas, crónicamente deprimidas y taciturnas como si estuvieran conjurando los malos espíritus. A veces el **pensamiento mágico** es tan fuerte y poderoso que impele a muchas personas a vivir ansiosas y pesimistas, temerosas de que si admiten que las cosas van bien la suerte se les pueda revertir y hacer que les pueda ir mal. Así es muchas veces la mente humana de complicada, y la adicción en estos casos consiste en quejarse y buscar motivos para quejarse. Los niños piden a los mayores que les cuenten historias de miedo y aun que estén orinándose del miedo quieren que se les siga contando la misma historia de miedo una y otra vez. Hay adultos que compulsivamente se mantienen tensos no obstante conocieren técnicas de relajación y tener formas de resolver sus problemas. Cuando cuestionados acerca de su insistencia en continuar preocupados algunos se justifican diciendo "así me hizo Dios . . . no tengo composición", o preguntando "¿Qué puedo hacer para no preocuparme?" aunque esté a la vista lo que podrán hacer en ese sentido. De la misma forma que no hay más ciego que el que no quiere ver ni más sordo que el que no quiere oír, también no hay nadie más "estúpido" o cerrado que el que no quiere entender y pensar.

La **ira** es igualmente adictiva, con frecuencia reciclada bajo la forma de **hostilidad**, **resentimientos** o "**sed de venganza**". *Estudios recientes demuestran que las personas que cultivan la hostilidad corren un riesgo 6,5 veces mayor de muerte por infarto del miocardio al bloqueárseles las arterias coronarias.* Aun así y concientes de ello, los iracundos no se motivan a aprender técnicas de manejo de la ira / hostilidad, se resisten a aprenderlas—de la misma forma que los adictos a substancias químicas, incluyendo los fumadores y bebedores, se resisten a abstenerse de usar, fumar o beber en exceso no obstante estar bien informados, y muy probablemente muy conscientes, de los riesgos para sus cuerpos y sus mentes, sin mencionar sus almas. La ira, con todas sus variantes, parece ser usada por algunos individuos como un escudo protector y un mensaje para los demás de lo que serán capaces si se sienten amenazados, ya sea que las amenazas sean reales o supuestas. Aun en esos casos parece tratarse más de una **ira adictiva** que de una verdadera necesidad. En el caso del **machismo**, en que la ira y la hostilidad están con frecuencia asociadas, este parece ser motivado más por necesidades emocionales, entre ellas la inseguridad, que por exceso de testosterona. La **conducta machista** seria, en última instancia, igualmente adictiva, a la vez que intimidatoria. Muchas conductas autodestructivas son igualmente adictivas, y entre ellas conviene citar el hacerse cortes y perforaciones en diversas partes de su cuerpo *(cutting y pearcing)*. El tatuarse en exceso, las cirugías plásticas repetitivas, el abuso de productos dietéticos, las conductas anoréxicas y bulímicas, pueden igualmente ser considerados conductas adictivas.

Perseverando en las conductas, estas van siempre asociadas a las emociones, de modo que la adicción a conductas pareciera en realidad ser la adicción a ciertas emociones asociadas con ellas. Como se ha acostumbrado decir, hacer ciertas cosas provoca descargas de "adrenalina" y siendo así la adicción a conductas y emociones pudiera ser la adicción a las substancias químicas endógenas que sirven de hormonas naturales y neurotransmisores en las sinapsis nerviosas, y cuya naturaleza y cantidad varían con el tipo e intensidad de las emociones y de las conductas. Además de producir los neurotransmisores básicos tales como la dopamina, serotonina, norepinefrina o noradrenalina, GABA, acetilcolina, etc., nuestro cuerpo también produce y libera a la corriente sanguínea varios tipos de hormonas, opiáceos y tranquilizantes naturales (endorfinas y otros). Las personas que hacen caminatas o hacen ejercicios diarios se sienten incómodas y a veces deprimidas si dejan de hacerlos, lo que puede ser interpretado con un *síndrome de abstinencia* a las substancias endógenamente producidas y cuya liberación en la corriente sanguínea es incrementada por la acción de los ejercicios físicos, los que son mencionados entre las formas de mejorar el estado de ánimo. Investigadores científicos han conceptualizado o demostrado que el ejercicio libera varios de esos químicos incluyendo unas substancias llamadas *neurotrofinas* que activan las neuronas y les restituyen su capacidad funcional, efecto semejante al que supuestamente ejercen los antidepresivos sobre la neurona. Ello explicaría también los efectos benéficos de las caminatas y otros ejercicios físicos sobre el ánimo y consecuentemente sobre la depresión, la ira y la ansiedad, reduciéndolas significantemente.

El aburrimiento es muchas veces el estimulo inicial para el abuso de drogas y conductas adictivas nocivas. Un programa de actividades sanas y benéficas para reducir el aburrimiento podrá remplazar con ventaja las actividades o conductas nocivas que, lejos de lograr sus propósitos, perpetúan ciclos viciosos con el deterioro progresivo del estado anímico, de la conducta y del estado de salud corporal y mental.

Según algunos investigadores, hay individuos cuya estructura cerebral los predispone a necesitar más excitación que la que necesita el promedio de la populación y esos individuos estarían más expuestos a comprometerse en actividades riesgosas incluyendo el abuso de drogas. La alternativa sana seria buscar como compensar el déficit de la excitación requerida a través de actividades productivas, sanas y seguras.

Las conductas pueden también responder muchas veces a una necesidad de **programar y estructurar el tiempo**, lo que se puede hacer en forma constructiva y productiva, o en su opuesto. El **trabajo** es habitualmente una forma productiva de estructurar o llenar el tiempo pero también podemos volvernos adictos al trabajo (trabahólico o *workahólico*) de la misma forma que podemos desarrollar adicción a la pereza, ocio y holgazanería. Las formas no productivas de estructurar o llenar el tiempo, tal como el aislamiento y los juegos psicológicos, podrían estar relacionadas con mayor riesgo de abusar substancias aditivas, apostar en los juegos de azar, comer y beber en exceso, etc.

En lo que concierne a los **juegos de azar**: estos pueden ser instrumentos de socialización y constituir pasatiempos positivos, o ser abusados siguiendo un patrón que denota adicción a los mismos, y en esta adicción quizás en mayor grado que en la mayoría de ellas median las emociones "fuertes". De la misma forma que puede ser agradable y útil tomarse una a dos copas de su licor preferido en compañía de buenos amigos o familiares en vez de beberse el contenido de una o varias botellas, también puede ser muy agradable e útil jugar cartas con personas afines o ir al casino a dar unos tiritos en las maquinas tragamonedas e incluso a la ruleta. La adicción consistiría en ir a desafiar las maquinas y la rueda de la fortuna, viniendo de allá con los bolsillos vacíos, la cuenta bancaria drenada y las tarjetas de crédito saturadas. Jugar para divertirse un rato limitando los gastos es una cosa, jugarlo todo en la esperanza de ganarle al casino es algo muy diferente. A la forma dura de jugar comprometiendo sus recursos se le llama *gambling* (apostar). Esa conducta se puede volver sumamente y peligrosamente adictiva.

Una vez atrapado por la adicción, el apostador se sentirá muy inquieto e infeliz al parar de jugar. Compulsivamente, volverá a hacerlo aunque tenga que empeñar todo lo que tiene y aun echar mano de bienes ajenos. No hace muchas décadas en que un jugador de dados jugó su casa y la perdió, luego jugó a su esposa y la perdió también El apostador tuvo la suerte que la esposa no se fue con el que la ganó en el juego. El autor conoció del caso y a la pareja en cuestión. Ambos magnificas personas, solo que él tenia una adicción feroz al juego de dados.

Con frecuencia, los apostadores empedernidos justifican su persistencia en arriesgarlo todo o casi todo evocando alguna ocasión en que se sacaron el **jackpot**, *un típico ejemplo de* **correlación ilusoria**.

Al respecto de las supuestas ganancias de apostadores, y también cuando alguien se vanagloriaba de alguna ventaja sobre otros, mi santa madre les advertía: *"Mujer de jugador no te alegres, hoy ganas mañana pierdes"*.

No hay duda que el apostador o *gambler* entra en un paraíso que es el transitorio entusiasmo con que juega, la convicción que le va a ganar a la màquina o a la mesa de juego, la euforia con cada apuesta en que recibe más de lo que mete, etc. Su "adrenalina" sube en la sangre, el circuito de su dopamina probablemente se excita, principalmente el vicioso núcleo acúmbio, su química sanguínea y cerebral se ponen al tono con ese entusiasmo hasta que el perdedor realiza que el juego le ha quitado todo, lo ha dejado en la perra calle. En ese momento empieza el largo recorrido por los antros lúgubres y torturantes del infierno en la tierra, de su propio infierno. Si algo sabe hacer el diablo es seducirte primero y torturarte después. Aunque nuestro Dios generosamente nos concedió el libro albedrío para que pensemos y actuemos por nosotros mismos a nuestra mejor conveniencia, con frecuencia renunciamos a él y le damos oportunidad al diablo para que piense por nosotros y nos lleve a actuar a como a él le plazca y convenga. Muy triste pero muy cierto.

El "diablo" es hijo de nuestro pobre criterio y de nuestra conducta irresponsable.

Lo que acabo de escribir acerca del juego aplica para prácticamente todas las conductas. Se acostumbra decir que *"la vida no es más que un juego"* en el que los que saben jugarlo, usando sabiamente el libre albedrío, terminan ganando o triunfando, en cuanto que los que se dejan seducir por los cantos de sirena o las palabras melifluas del astuto y maligno Lucifer terminan perdiendo, desde todo lo que poseen hasta eventualmente la propia vida. Esta advertencia va también dirigida a los adictos a la manipulación y al poder.

El sabio consejo de que es conveniente y necesario pensar antes de actuar, y sopesar las factibles consecuencias de nuestras acciones, no siempre nos seduce . . . Aunque debería hacerlo.

LA ADICCIÓN A SUBSTANCIAS QUÍMICAS

En la búsqueda de la felicidad se puede, con demasiada frecuencia, ser victima de *espejismos,* lo que sucede a diario en la vida de la mayoría de los mortales. Esas fantasías, percibidas o vislumbradas como realidades, son la puerta de entrada amplia a los *"paraísos artificiales"* extensamente descritos por *Thomas De Quince* en su libro *"Confesiones de un Inglés Comedor de Opio"* y por el escritor francés *Charles Baudelaire,* este último autor de un libro titulado *"Los Paraísos Artificiales".*

Baudelaire hace la apología del vino y cauciona contra el uso del haschisch. "El vino es para el pueblo que trabaja y que merece beberlo. El hascisch pertenece a la categoría de los goces solitarios, está hecho para los miserables ociosos. El vino es útil, produce resultados fructíferos. El haschisch es peligroso e inútil".

Según algunos filólogos, del vocablo haschisch o hashish habría derivado la palabra *asesino* debido a que los guerrilleros de Asia Central, sobre todo los kurdos y afganos, se tronaban con hashish antes de los combates y asaltos a caravanas para que su ferocidad fuese en esa forma incrementada.

En cuanto que el poeta Persa Omar Kayan (Siglo XI) hace la apología del vino cantando sus virtudes por su capacidad para recrearse y hacer olvidar ("Pasarás muchos años bajo la tierra sin mujer y sin amigos / bebe vino" "¡Oh Alá! Rompiste en mis manos el ánfora, que llena estaba de puro vino. / Me cerraste, con furioso ademán, las puertas del placer. / Derramaste por el suelo la bebida dorada, que se me ha vuelto fango en la boca contrahecha. / ¿No estarás un poco borracho, Alá?"), pareciera que Charles Baudelaire se refiere al uso moderado del vino y al abuso o intoxicación con haschisch, una droga estupefaciente más fuerte y más toxica que la marihuana, hecha de las partes de la planta Cannabis sativa más ricas en resinas y mayor contenido de THC (Tetrahnidrocarbinol, el alcaloide más activo de la planta). La diferencia entre la marihuana y el haschisch reside básicamente en que este último tiene mayor contenido de THC, es más difícil de conseguir en el mundo occidental y es mucho más caro que la marihuana común.

En la primera mitad del siglo XIX, cuando el haschish era popular entre las elites de sus usuarios, la cocaína aun no había debutado. Ya se hacia uso del opio como medicamento y se lo estaba abusando en el mundo británico. La morfina y la heroína hicieron posteriormente su entrada en el mercado como drogas medicinales antes de ser utilizadas como drogas de abuso.

Los **estados de conciencia alterada**, buscados por los que usan o abusan drogas con afinidad para el sistema nervioso, son provocados por numerosas substancias, emociones y conductas. Si nos referimos a las **drogas**, estas abundan y se encuentran por doquiera, desde alcaloides naturales hasta las drogas producidas en laboratorio *(design drugs)*. De las bebidas alcohólicas, la más común de las drogas con efectos sobre la mente o **psicotrópicas**, se puede decir otro tanto. El sutil guaro con elevado contenido de etanol corre a chorros. Además, su expendio y consumo son legales. El té *(chá)*, el café, el cacao y el tabaco también se benefician de la legalidad. Y también son drogas y están disponibles en cualquier estanco. Una gran parte de nosotros, si no la mayoría, funcionamos muy pobremente si no nos tomamos cada día dos o tres tazas de café. El autor prefiere el café percolado, raramente toma té, y no fuma, pero come chocolate, paga lo que debe y baila apretado (con su esposa, por supuesto), otra forma de buscar como alterar la conciencia y entrar al paraíso, o subir al séptimo cielo sin necesidad de una escalera o una droga, aunque sea por un ratito . . .

Refiriéndonos a las drogas, el problema no está en su uso ocasional, también llamado **uso recreativo o recreacional**. El **problema está en el abuso** o indulgencia excesiva en el uso de las mismas.

El problema tampoco está en las drogas. Está en los que las abusamos.

Juramos que ellas nos llevan directo al paraíso, al cielo, al Nirvana. Cuando les perdemos el respeto, las drogas—incluyendo el alcohol etílico—nos llevan derechitos al infierno. Terminan con nosotros o nos dejan bien lastimados en todos los aspectos. Solo que si para el monarca francés Enrique IV Paris bien valía una misa *(Paris vaut bien une messe)*, un costo calculado y limitado por tanto, para el que quiere subir a las nubes o bajar al abismo, el que quiere satisfacer ese deseo a través de drogas o conductas adictivas, no le pone precio a la aventura. La factura se la cobran después. Al estilo gángster: o pagas o te fuiste tiste. O ambas cosas: ya pagaste y ahora te fuiste . . . ¡Pum pum! Hasta ahí llegaste.

Quiero compartir con el lector algo que me erizó los pelos. Cerca del año 1985 salieron a la luz unas estadísticas, creo que originadas en la DEA, que reportaban una sobrevivencia de aproximadamente cinco años promedio a partir de su iniciación para los que entraban en el "mundo de las drogas", ya fuera como usuarios, traficantes o ambas cosas a la vez. Las muertes eran debidas ya fuese a sobredosis, asesinatos, suicidios, accidentes de tráfico al conducir bajo los efectos de las drogas, etc. También había referencia al alto porcentaje de encarcelamiento por actos delictivos relacionados con las drogas ilegales. Entre las más comúnmente abusadas estaban los opiáceos o narcóticos (morfina y heroína), los *uppers* (anfetaminas), los *downers* (barbitúricos de acción corta e intermedia), la mariguana, la cocaína olida e inyectada, el LSD, la mezcalina. etc. Para entonces el crack no estaba aun de moda, por lo que no contribuyó a las tétricas estadísticas. Había menos usuarios de la cocaína que los que hay actualmente, pues el blanco polvo ("nieve") o forma olida era mucho menos accesible que el producto libre de la base que es la forma fumada o crack ("piedra"), introducida en el mercado en 1985, después de la elaboración y publicación de las estadísticas referidas. La "piedra" de crack resultó ser mucho más barata y por tanto más accesible a los bolsillos de la mayoría de los consumidores y a la vez mas fácil de manipular, esconder, trasportar y comercializar que la cocaína tradicionalmente olida y menos frecuentemente inyectada. Aunque las anfetaminas llevaban tiempo en el mercado, no había aun reaparecido el *Éxtasis*. Temo que el advenimiento del crack y la resurrección del *Éxtasis*, y su entrada masiva en el mercado y el mundo de la drogadicción, hayan empeorado las macabras y horripilantes estadísticas.

Es conveniente señalar que algunas drogas son recetadas por los doctores para curar trastornos específicos o para suprimir o mitigar sus manifestaciones, los síntomas y signos. Pero esas mismas drogas que son recetadas también son con frecuencia abusadas, tomadas sin receta o sin observar las indicaciones del galeno, muchas veces con la clara intención de obtener estados de conciencia alterada, abusándolas.

Cuando abusamos una substancia psicotrópica la intención es que nos abra las puertas del "paraíso artificial" de par en par, que nos proporcione placer y felicidad o por lo menos mitigue la infelicidad que nos acosa, pues muchos usuarios entran en el sendero de la adicción al abusar las drogas como automedicación. El problema reside en que, después de una ilusión pasajera de haber entrado al cielo o al paraíso, nos encontramos en el infierno. Después del "alegrón de burro" o euforia pasajera que experimentamos al drogarnos, caemos en la depresión y el desespero o la resaca al pasar el efecto del estupefaciente de turno, por lo que seguimos repitiendo la dosis y aun aumentándola. Aun así lo negamos, insistiendo en que estamos en el cielo o paraíso, que lo único que necesitamos es aumentar la dosis, repetirla hasta que nos refundamos cada vez más en el infierno por nosotros creado, en el abismo, la tortura mental y física. En vez de echarle agua al fuego que nos abrasa para apagarlo, aceptando que estamos en problemas y en necesidad de buscar ayuda, le seguimos echando leña a la fogata infernal. En vez de parar el uso de la droga, con frecuencia repetimos y aumentamos la dosis en la esperanza o ilusión loca de incrementar y perpetuar los efectos deseados. Entretanto, el diablo matrero bota la llave con que nos facilitó la entrada a sus dominios, o la esconde de tal forma que no podamos encontrarla. De esa forma, quedamos atrapados en sus bien tejidas redes y solo un milagro las desenredará y nos sacará de allá. ¿Cómo se puede lograr ese milagro? Intentaremos explicarlo más adelante en la Parte II de este libro, cuando indiquemos al lector algunos de los caminos hacia la sobriedad y la libertad.

Ahora vienen las preguntas pertinentes:

-   ¿Qué se pretende al usar o abusar una droga no recetada, ya sea de venta legal o ilegal, aprobada para uso humano con indicaciones específicas o no aprobada del todo por las instancias gubernamentales o agencias correspondientes?

-   ¿Cuál es la secuencia más común seguida por el usuario?

Al comienzo la probamos, casi siempre aceptando una invitación a hacerlo, y nos gusta o no nos disgusta, eventualmente podemos sentirnos bien con la probadita, o por lo menos mejor de lo que nos sentíamos antes de ingerir, oler o inyectarnos la droga, al lograr que nuestra conciencia sea alterada en forma artificial y no quede en condiciones de pensar con claridad ni experimentar sentimientos que envuelvan frustración o inseguridad, dificultad o incapacidad de lidiar con el estrés en forma efectiva. Logramos con ello crear un ***paraíso artificial transitorio***, seguido casi siempre de un ***infierno artificial de carácter habitualmente más duradero***, lo que sucede al pasar el efecto sedante o euforizante causado por la droga y al experimentarnos una recurrencia de las preocupaciones y sentimientos que nos agobiaban. Lo más triste de la historia es que con mucha frecuencia el placer es debido a un ***efecto placebo*** (en que se siente o experimenta lo que se desea sentir o experimentar sin que lo podamos atribuir al efecto directo de la droga), a la ***expectación*** cultivada por otros abusadores de drogas y la presión de grupo (*peer pressure}*.

Ejemplo:

- ¡Prueba y vas a ver lo rico que se siente . . . ¿Verdad que es rico . . . ? . . . ¡Vamos, un poquito más . . . !

La sugestión de que te vas a sentir bien está patente. Con ganas o sin ellas, le guste o no le guste, el neófito va intentando, además que las primeras probadas son habitualmente gratuitas, son cortesía del *brother*. El uso inicial es para recreación, pero de ahí a entrar en las ligas menores, en las conductas de abuso, no va mas que un paso si sigues en contacto con el o los *brothers*, y la transición a las ligas mayores—la dependencia o adicción—es la etapa siguiente, solo que ahora ya firmaste un contrato, ya estás atrapado y ya tienes que pagar en efectivo, entrar a la red de distribuidores, hacerte excelente y eficiente en el arte de la mentira y del engaño, reclutar a otros usuarios sin los cuales no hay negocio, pasar todo lo más a segundo plano—familia, amigos, novio o novia, empleo, la propia vida . . .

Los y las que me están leyendo y han tenido alguna experiencia directa con esta dura realidad saben de lo que estoy hablando y saben que no exagero—seria una excelente idea que ellos o ellas también den sus

23

testimonios para proteger a otros de caer en la trampa o ayudarlos a librarse de ella. Desafortunadamente, es más fácil creerles a los que nos seducen que a los que bien nos aconsejan o nos quieren rescatar. Parecido a lo que sucede durante las campañas electorales.

Una vez que estás deseoso de usar, o ya estas atrapado por la adicción, ya no te interesa saber que alguien te quiere de verdad y se preocupa por ti, lo único que te "importa es el *cash*", la droga que te hará entrar en onda.

Si el uso de las drogas siempre nos llevara al "paraíso" y nos mantuviera en él, no habría mayor problema, o incluso sería la solución a muchos problemas, seria una ayuda para los que tenemos dificultades en manejar los sentimientos negativos, el estrés y evitar que este dañe nuestros órganos y las funciones de estos, incluyendo nuestras facultades mentales y expresiones emocionales. Sería talvez la forma más rápida y sencilla de ajustarnos a situaciones difíciles y estresantes, probablemente la forma más accesible y menos costosa.

Por supuesto que las drogas o medicamentos recetados por profesionales competentes y tomadas según la receta e indicaciones pueden lograr ese objetivo, por lo menos en forma parcial. Con la ayuda de la psicoterapia podemos eventualmente lograr los mismos resultados benéficos en el manejo del estrés, de la mayoría de las depresiones, fobias, ansiedad, etc. Habitualmente la combinación de medicamentos y psicoterapia es la forma más efectiva de lidiar con ciertas dificultades o trastornos emocionales, siempre y cuando esté de por medio un competente proveedor de servicios de salud mental.

Por consiguiente, **cuando recetadas por un especialista, tomadas según la receta y siguiendo las instrucciones del galeno, las drogas medicamentosas pueden ser la solución o parte de ella** en el manejo de problemas de conducta, mentales o dificultades emocionales. El problema residiría en nuestra rebeldía primigenia, la que nos llevaría a usar las drogas a nuestra manera, cuando y como nos parezca o se nos antoje, no importándonos cuan equivocados podamos estar y cuanto daño nos estemos haciendo, cuanto y cuan adentro del infierno terrenal—por nosotros creado—nos estemos refundiendo y perdiendo en él.

El problema reside, entretanto, al abusar las drogas, en que cuando creemos estar en un paraíso, estamos en realidad a las puertas del infierno, concientes o no de ello. En esas circunstancias *el paraíso es la dulce ilusión, el espejismo; en cuanto que el **infierno** es el sufrimiento, la dura realidad* que el adicto seguirá negando aun cuando sea obvia para cualquier observador.

Quiero también dejar constancia que, dentro del concepto aquí expuesto, el *infierno mayor no corresponde al estado de intoxicación aguda sino que a los síntomas de abstinencia al agotarse el efecto estupefaciente o euforizante de la droga.* A este respecto, los jueces en Miami tenían mucha dificultad en aceptar, a pesar de la información pertinente y los argumentos claros por parte del autor como psiquiatra forense, que los mayores crímenes o faltas no se cometen bajo el efecto de las drogas—momentos en que los usuarios se sienten en la gloria—pero si cuando el efecto de la droga ya ha pasado y vienen los síntomas de abstinencia tales como el *crash* o la depresión que se le sigue al terminar el efecto deseado, y los *cravings* o la necesidad imperiosa o urgencia de seguir usando—momentos en que el usuario intenta por todos medios conseguir más droga para mitigar los molestos síntomas de la abstinencia transitoria, y para volver a sentirse en la gloria. En ese estado, morador del infierno al cual ingresó después de un transito fugaz por el paraíso, con el razonamiento embotado, el individuo adicto hará cualquier cosa para obtener más droga, incluyendo mentir, manipular desvergonzadamente, robar, prostituirse, matar, llevar a cabo conductas diabólicas, infernales, antisociales, de todo tipo y severidad.

Por supuesto que para dar un veredicto de culpabilidad o aceptar las circunstancias excepcionales en que se perpetró el delito, se necesitan evidencias de que el indiciado estaba bajo el efecto de alguna droga, el juez necesita datos o cosas concretas que sirvan de pruebas irrefutables, como niveles de droga en la sangre o en la orina, las que raras veces se consiguen en las muestras examinadas, pues los exámenes se hacen muchas veces cuando la droga ya fue eliminada al punto de no ser encontrada en concentraciones de niveles tóxicos legales o arriba del *cut off level*, los únicos admitidos como evidencia en los juicios. El reporte de la presencia de residuos de la droga o sus metabolitos en los fluidos del cuerpo no tiene valor legal, aunque prueban que el individuo usó lo que no debería haber usado y cuyos efectos en la conciencia pueden haberlo llevado a transgredir la ley, del mismo modo que el individúo puede haber trasgredido las normas de convivio social y las leyes al estar sufriendo los efectos de la abstinencia.

Es la opinión profesional del autor que los adictos cometen más trasgresiones cuando están sufriendo los síntomas de abstinencia que cuando están intoxicados o drogados.

La resaca *(hangover)* puede llegar a alterar la conciencia y el razonamiento o juicio en mayor grado y más peligrosamente que la presencia de la droga en el organismo. No solo el criterio o juicio crítico, pero también la capacidad de planificar sus acciones están mas seriamente comprometidos cuando están presentes los síntomas de abstinencia que bajo los efectos del tóxico, excepto cuando se trate de una sobredosis. Por otro lado, bajo los efectos de la droga el individuo está entretenido en su onda y habitualmente aislado o compartiendo con otros usuarios.

A pesar de lo escrito arriba, todavía se impone la pregunta, aunque para responderla tengamos que repetirnos:

> *¿Por qué hablar de infierno si con las drogas nos sentimos relajados unas veces, excitados otras, somnolientos en otras ocasiones, tenemos la sensación o percepción que nada nos puede afectar o molestar?*

A esos estados de conciencia nos referimos a veces como estar "tronados" cuando las substancias estupefacientes o narcóticas son las que están envueltas, o "borrachos" cuando el agente que altera nuestra conciencia es el alcohol etílico, aunque también podamos estar borrachos o tronados de amor así como de otras emociones fuertes o pasiones, que pueden ser la ira, el resentimiento, la venganza, el triunfalismo, la euforia. El miedo excesivo también nos puede obnubilar al punto de actuar como adictos tronados, como borrachos o con los síntomas de abstinencia. El miedo puede ser por veces tan intenso que puede ir acompañado de ideas persecutorias que pueden llevar al individuo a atacar a otros creyendo en la necesidad de defenderse. El efecto químico de la droga puede producir relajación, quietud o euforia, pero ese efecto no durará mucho y será remplazado por sensaciones muy desagradables de mal estar, ansiedad, tristeza o depresión, falta de energía, a veces malestar físico con dolores diversos, la famosa resaca o goma *(hangover)* después de una libación alcohólica, o los síntomas de abstinencia (el *crash y los withdrawals)* que le siguen al abuso de drogas excitantes, depresantes o de propiedades duales o múltiples, una vez que se agotan sus efectos. Los síntomas de abstinencia pueden llegar a evolucionar hacia complicaciones o infiernos mayores entre las que se pueden contar delirios y alucinaciones, ideas de suicidio y aun conductas suicidas, trastornos de la orientación y la memoria *(black outs* o "apagones" de las facultades mentales), los temidos *"diablos azules" (delirium tremens),* las conductas antisociales que pueden incluir lesiones y muerte de terceros, daños al organismo resultando en convulsiones, hemorragias cerebrales, arritmias cardiacas, invalidez y muerte. Esto a corto plazo y hablando apenas de algunos de los efectos en los planos biológicos y psicológicos. A largo plazo podemos encontrarnos con destrucción de tejidos y órganos que pueden llevar a la demencia, a la cirrosis del hígado, a la degeneración del músculo cardiaco, a enfermedades mentales y discapacidades físicas y mentales crónicas e irreversibles.

En el plan social, los efectos pueden ser la perdida y desbarajuste de la familia, de las pertenencias, de la libertad misma al caer presos por crímenes conexos con el abuso y trafico de drogas, la pérdida de la autonomía al subsistir presos en un laberinto interminable de acciones y reacciones fuera de nuestro control. De seres inicialmente humanos, por los efectos de las drogas y conductas adictivas nos convertimos en remedos o piltrafas humanas, en "adictos". Talvez que al ver conductas tan extrañas y alienadas en los adictos, a veces eso nos lleve a creer que los marcianos o extra terrestres están entre nosotros, pues la conducta del adicto es atípica cuando comparada con la conducta del ciudadano común y habitualmente sobrio.

Aunque sabemos que *droga es cualquier substancia químicamente activa,* habitualmente usamos el término de "drogas" cuando nos referimos a lo que usualmente llamamos drogas o substancias psicoactivas. En ellas entran también el alcohol etílico o etanol y las bebidas alcohólicas, la cafeína y las sustancias que la contienen tales como el café, el te y algunas sodas, y la nicotina y los productos que la contienen tales como las hojas de la solanácea más cultivada procesadas bajo la forma de cigarrillos, de cigarros o puros, tabaco de mascar y de oler o cualquier otra forma de tabaco.

Todas las substancias psicoactivas se caracterizan por sus efectos sobre la mente—o psiquis—en mayor o menor grado. Por eso también les acostumbramos llamar de **drogas que alteran la mente** *(mind altering drugs)*. *Esos efectos pueden ser positivos o negativos*, por lo que *no todo son malas noticias cuando nos referimos a drogas psicoactivas o psicotrópicas*. En efecto, estas pueden levantar un estado de ánimo decaído, bajar y nivelar un estado de ánimo muy exaltado, estabilizar un estado de ánimo o afecto volátiles e inestables, reorganizar un proceso de pensamiento alterado, eliminar o debilitar delirios y alucinaciones, controlar los temblores de un paciente de Parkinson, devolver la quietud y mejorar la atención a un escolar que de otro modo no podría tranquilizarse ni prestar la atención suficiente en la escuela para un proceso de aprendizaje normal y productivo, disminuir el estrés, volver a la realidad individuos sufriendo de pensamiento psicótico y percepciones distorsionadas, promover un estado de relajación saludable en alguien muy tenso y ansioso, promover un sueño reparador, controlar el dolor, etc., etc., para citar apenas algunos de los efectos beneficiosos de las drogas sobre el sistema nervioso, el muscular, las emociones y las facultades mentales. *El pequeño detalle reside en que esas drogas o medicamentos deben ser recetados por los médicos, con indicaciones específicas y en las dosis indicadas.* El beneficiario deberá tomarlas siguiendo las instrucciones de su médico.

En realidad *no existen drogas buenas ni drogas malas*, lo que *hay son chicos/chicas buenos y chicos/chicas malos*. *Hay* drogas con usos clínicos claramente indicados y otras a las que no se les reconocen esas bondades o que teniendo algunas también son consideradas potencialmente demasiado peligrosas ya sea por sus propiedades intrínsecas o debido a la propensión de personas a abusarlas y a desarrollar dependencia a las mismas. En una evaluación de los riesgos y los beneficios que esas drogas puedan proporcionar, los riesgos pesan más que los beneficios y por ello son puestas en la lista de *substancias prohibidas*, no legalizadas para uso médico o veterinario. Otra consideración a tener en cuenta es que el criterio para definir y elegir cuales drogas son buenas y cuales son malas varía con la época y la cultura. El permitido alcohol estubo prohibido (ley seca en los USA durante partes de los siglos XIX y XX, y todavía prohibido en los países islámicos). En un congreso sobre drogadicción realizado en Costa Rica en 1971 nos fue reportado que la marihuana *(Cannabis sativa)* era parte de la vida en Jamaica donde se cultivaba libremente en los patios de las casas y era con frecuencia usada con fines medicinales. El *"extracto fluido de cáñamo índico"* (tintura de *cannabis*) ha figurado en las farmacopeas, incluida la americana de 1850 a 1942. Sus usos médicos están relacionados con su actividad antiemética y antiespasmódica lo que ha llevado a múltiples gestiones para que sea legalizado su uso en pacientes con medicación que provoca mucha nausea como efecto secundario indeseado como sucede con la medicación anti VIH y anticancerosa. La resistencia de las autoridades a la legalización de la marihuana o del THC se debe esencialmente al extenso uso y abuso como droga recreativa. El floripón o floripondio es un arbusto del género *Brugmansia,* de la familia de las Solanáceas y pariente cercana del Tabaco y de la Belladona *(Datura)* y sigue floreciendo en patios, fincas y a la orilla de los caminos, y ojalá que no sea prohibido por alguna disposición legal—sus flores son demasiado bellas para privarnos de su contemplación y de su exquisito aroma. "No hay como echarse una siesta debajo de un floripón en flor", sentenciaba un campesino amigo. En las comunidades rurales se utiliza a veces como medicina antiespasmódica, debiendo sus propiedades a varios alcaloides con propiedades atropínicas, con la *escopolamina* a la cabeza (80%).

Es el momento de hacer la salvedad que **droga es cualquier substancia químicamente activa**, ya sea de origen natural o diseñada y producida en laboratorios, por tanto artificialmente producida. *¿Es la sal de cocina—cloruro de sodio (ClNa)—una droga?* Por supuesto que si, pues es una substancia químicamente activa, que reacciona con otras substancias produciendo nuevos compuestos. Además tiene una acción muy activa en el organismo, el que no podría vivir sin cloro ni sin sodio. Para efectos de este estudio consideraremos esencialmente las substancias químicas o drogas con efecto en los procesos y contenidos mentales, las emociones y conductas y las llamaremos, siguiendo la costumbre, **drogas psicoactivas o psicotrópicos.** No todas las drogas, por tanto, figuran en esa lista, pero lo cierto es que muchas drogas no clasificadas como psicoactivas tienen efectos en las esferas mental y emocional como es el caso de antihipertensivos y los reguladores del ritmo cardiaco tales como la reserpina y derivados, el atenolol y otros bloqueadores de los receptores beta, y prácticamente todas las hormonas, los antihistamínicos, etc., para no citar más que algunas drogas consideradas no psicotrópicas pero que poseen afinidad para el sistema nervioso. Los antihipertensivos pueden desencadenar cuadros depresivos y tener efectos ansiolíticos y antipsicóticos; las hormonas en déficit o exceso pueden desencadenar estados depresivos, maniacos y psicóticos; los bloqueadores beta son incluso muy útiles para reducir la ansiedad, la agitación y algunos síntomas de abstinencia de algunas drogas psicotrópicas; los antihistamínicos son con frecuencia usados como somníferos. Pero ninguna o muy pocas de las substancias de estos últimos grupos tienden a ser abusadas.

Es costumbre dividir o clasificar el grupo de las substancias psicoactivas en subgrupos. Los más comunes, cuyo criterio de inclusión se basa en los principales efectos de las substancias psicoactivas, así como las substancias más comúnmente abusadas, serán objeto de estudio en los próximos capítulos.

Substancias Sedativas, Hipnóticas y Ansiolíticas

La naturaleza produce muchas substancias con efectos sedantes, excitantes y mixtos y los seres humanos somos parte de esa naturaleza donde las más variadas substancias o drogas psicotrópicas son naturalmente elaboradas. Desde los tiempos más remotos son conocidas y utilizadas diversas plantas, tales como la amapola de la que se extrae el opio y muchos otros opiáceos como la morfina y la heroina; la *Cannabis sativa* o mariguana y sus derivados tales como el *hashish,* con su alcaloide más activo, el tetrahidrocarbinol (THC); la valeriana; el tilo; etc. A partir de muchos de estos productos naturales los ingenieros químicos diseñaron después varias otras drogas que se pueden sintetizar en el laboratorio, muchas de ellas aprobadas y legalizadas, con amplio uso en medicina y veterinaria. Algunas de ellas son con frecuencia abusadas, tales como la meperidina (Demerol), la ketamina, la fenciclidina (PCP), entre otras que están incluidas en el grupo de los narcóticos.

Los más antiguos **psicotrópicos sedantes e hipnóticos** producidos en laboratorio son los **barbitúricos** cuyo representante más conspicuo es el fenobarbital o feniletilmalonilurea. Entretanto, los psicotrópicos sedantes más frecuentemente usados actualmente en medicina como ansiolíticos, sedantes e hipnóticos son los **benzodiazepínicos,** representados por la benzodiazepina (Valium). En conjunto todos son conocidos en la calle como *downers* (sedantes).

Entre los **barbitúricos** los más usados como sedativos de abuso antes de los años sesenta, son el *Amital sódico (Amobarbital)*, el *Secobarbital (Seconal o Tuinal)*, y el *Pentobarbital (Nembutal)*. Son fármacos de *acción* rápida y *vida media* corta, cualidades que los hacen más propensos a ser abusados y por consiguiente más adictivos. Es importante saber que su potencial adictivo es inversamente proporcional a la rapidez de acción y a la vida media del producto, lo que significa que cuanto mas rápida y menos duradera sea su acción mayor será su potencial adictivo. *El **Fenobarbital** no está entre los hipnóticos de abuso debido a su acción lenta y vida media larga, consecuentemente de potencial adictivo más reducido.* Se usa sobre todo como un anticonvulsivante, ansiolítico y antiespasmódico de la musculatura lisa. En la película sobre la vida de la actriz Marilyn Monroe, "El Valle de las Muñecas", los *downers* supuestamente abusados parecen haber sido los barbitúricos de acción rápida, especialmente el *Secobarbital* que son los sedativos de mayor riesgo para provocar la muerte por sobredosis. La *ventana terapéutica* (el rango de dosis en que la substancia es efectiva sin ser tóxica) o de efectos deseados de los barbitúricos es estrecha lo que explica la facilidad con que se puede ingerir una sobredosis letal, en cuanto que la ventana terapéutica de los benzodiazepínicos es harto ancha, siendo las dosis letales de estos últimos, por consiguiente, muy elevadas y las muertes por sobredosis poco frecuentes al ingerir benzodiazepínicos. Una excepción es el *Flunitrazepan (Rohypnol)*, conocido en la calle como "Roofies", que estuvo muy en boga entre *teenagers* y señalado como provocando un grado de intoxicación parecido al obtenido con alcohol, sin el olor de este, siendo usado por hombres para violar a mujeres que se vuelven presa fácil sin guardar memoria del acto violatorio. Actos criminales más serios han sido reportados en victimas de la intoxicación con los *Roofies, entre ellos la extracción de órganos para comercializarlos en el mercado negro (para trasplante)*. Pero aun con el Flunitrazepam las muertes por sobredosis son muy poco frecuentes debido al efecto toxico directo de la sustancia, la que con frecuencia es asociada con alcohol y otras drogas.

El potencial adictivo de los benzodiazepínicos sigue la misma regla de los barbitúricos: cuanto más rápido el efecto (el tiempo que la substancia toma en producir el efecto deseado después de ingerida u olida) y mas corta la vida media (el tiempo que al organismo le toma para eliminar la mitad de la dosis ingerida) mayor potencial adictivo tendrán estas substancias. El poder adictivo de los benzodiazepínicos también parece ser directamente proporcional al poder sedante por miligramo. Ejemplos de los derivados benzodiazepínicos más adictivos lo constituyen el *Alprazolán y el Triazolam*, pues estos fármacos reúnen las tres características que los hacen potencialmente más adictivos que los demás, y que son: su acción rápida, vida media corta y mayor efectividad par suprimir síntomas y causar sensación de bien estar en dosis pequeñas, razón por la cual las indicaciones son para tratamientos de corta duración. Un ejemplo de los derivados benzodiazepínicos menos propensos a crear adicción o dependencia es el *Clonacepán*. Esta noble substancia química es hoy en día el ansiolítico por excelencia, muy efectivo en controlar los trastornos del pánico y como estabilizador del ánimo en personas con síntomas maniacos o hipomaniacos, no siendo una substancia frecuentemente abusada. *El adicto tiene tendencia a abusar cualquier substancia que le proporcione el efecto deseado en forma inmediata*

Con la ingestión de substancias psicotrópicas podemos presenciar cuadros de **intoxicación aguda**, comportamientos de **abuso** y fenómenos de **dependencia** y **abstinencia**. Estos últimos pueden ser tan severos que pueden resultar en convulsiones y muerte. El *uso recreativo* es también frecuente y más frecuente aun es su uso indiscriminado con la finalidad de automedicación. En algunos países latinoamericanos, el benzodiazepínico más abusado como automedicación es el alprazolám, exactamente el que manifiesta mayor rapidez de acción, tiene la más corta vida media y por consiguiente mayor potencial adictivo y efecto sobre el poder de decisión de sus usuarios. Sin saberlo o sin admitirlo, muchos individuos viven tronados o "alprazolaneados".

Las bebidas alcohólicas son las reinas de las substancias depresantes, en gran parte debido a su estatus legal, su aceptación social anclada en una tradición de milenios y la extensión de su uso y abuso. La substancia activa es el **alcohol etílico o etanol,** que es el alcohol de los *vinos*, *aguardientes* y *licores*.

El vino de uvas tiene un lugar destacado en las Sagradas Escrituras. Ha sido cantado en poemas en que sobresalen los del persa Omar Kayan, a quien ya hicimos referencia. Se encuentra desde la choza más humilde a la mansión más lujosa en los países donde se cultivan las uvas. En el Olimpo de los dioses griegos tenia asiento *Baco*, el dios del vino. No hay convivio social en que las bebidas alcohólicas etílicas no estén presentes y en las que muchos todavía evocan al "Dios Baco" y le ofrecen brindis. En la Sagrada Misa se conmemora la última cena de nuestro Señor Jesús Cristo con sus apóstoles comulgando con el pan y el vino. En las bodas de Canaán, el Divino Maestro trasformó agua común en delicioso vino para sacar al anfitrión de apuros. Algunos o varios tipos de bebidas alcohólicas, entre ellas todo tipo de vinos de uva de diferentes marcas, proveniencias y años de cosecha, whiskey escocés y canadiense, vodka ruso y finlandés, las diversas marcas de rones de los países caribeños, de la cachaza brasileña, de los diversos aguardientes y brandis, etc., etc., están presentes en el estilo de vida de la inmensa mayoría de los ciudadanos, en muchos de ellos desde su niñez. En Europa eran populares las sopas de vino y los huevos crudos batidos con vino como fortificantes para los niños y adolescentes. En los años sesenta del siglo XX se desplegó en Francia una vasta publicidad incitando al uso moderado del vino, presentándolo como alimento cuando ingerido en cantidades moderadas y una substancia toxica cuando abusado.

En muchas culturas, la botella de la bebida alcohólica local (habitualmente vino y/o cerveza) se mantiene sobre la mesa del comedor donde los comensales no dan bocado sin acompañarlo de la ingestión de la bebida, siendo la más tradicional la de las naciones mediterráneas en que la botella de vino está siempre presente a la hora de comer. En la mesa de una familia alemana o danesa abundará la cerveza y en las mesas de las familias rusas, finlandesas y de otros países nórdicos estará presente el *vodka*. Seria injusto olvidar el ginebra y el whisky británicos.

Su expendio y consumo son por lo tanto legales, están disponibles en múltiples tipos de negocios y su precio es asequible si lo comparamos con el de otras substancias depresantes o sedantes, sobre todo las drogas ilegales.

Cualquier fruto o substancia azucarada puede ser el substrato de una bebida alcohólica. *Vino* de uvas, de dátiles, de arroz, de maiz; *licores* de substancias orgánicas melosas como el *maple* de Norteamérica y Canadá y los frutos silvestres, miel fermentada; *cerveza, vodka* y *whiskey* son obtenidos de granos diversos, el famoso y delicioso tequila mexicano sacado de la piña del agave. En Nicaragua son muy populares los diversos tipos de *chicha*, desde la chicha de maíz hasta la chicha de piña, la famosa y polémica *chica bruja*, pasando por el vino de nancite y la chicha de coyol, bebidas que no son más que el producto de la fermentación que transforma la fructosa y la sacarosa en etanol. Como se puede deducir, producir una bebida alcohólica está al alcance de cualquiera y de cualquier bolsillo. Y si la palmazón es extrema o el ama de casa es ahorrativa, las cáscaras de frutos todavía contienen suficientes sacáridos para producir chica o alcohol etílico. Si lo queremos destilar y obtenerlo en forma de aguardiente, el proceso es bien sencillo: un alambique o destilador es barato y el proceso no es complicado, aunque en algunos países la producción de alcohol y bebidas alcohólicas está regulada por las autoridades respectivas. Aun así existen guareras domesticas clandestinas donde se destila la sabrosa y embriagante *cususa* chontaleña. La caña de azúcar es la mayor fuente de alcohol y bebidas alcohólicas en los países de la cuenca del mar caribe y la mayoría de los países de Centro y Sur América. En Brasil se le llama *cachaza* al aguardiente de caña. La letra de una vieja canción afirma categóricamente que *"la cachaza no es agua no . . . / la cachaza sale del alambique / el agua viene del ribero . . . / Puede faltarme todo en la vida . . . /Arroz, frigoles, grano/ Puede faltarme el amor/ A eso le encuentro gracia/ Solo no quiero que me falte la condenada cachaza"*. En Nicaragua, tal como en muchos otros países en vías de desarrollo o del "Tercer Mundo", existe una industria multimillonaria dedicada a la producción de alcohol y ron a partir de la melaza de la caña de azúcar. La citada canción brasileña afirma categóricamente que me puede faltar todo en la vida inluyendo el amor, pero que no puede faltarme la condenada cachaza . . . Qué rico cuando se le añade azúcar y jugo de limón para deleitarse con una refrescante caipirinha! Una o dos, no más.

Nos llama la atención también enfatizar que el **alcohol etílico** es una substancia dual. Deprime las neuronas pero también las excita, y con ello el ánimo. Excita los deseos y la imaginación pero desorganiza el pensamiento, embota los sentidos, distorsiona la capacidad de juzgar y también disminuye la capacidad para actuar. Es célebre la frase del portero del rey Macbeth, en la obra más sangrienta atribuida a Shakespeare, al responderle a la pregunta del soberano si "el alcohol provoca o no provoca" el deseo: "él [el alcohol] provoca y no provoca, provoca el deseo pero impide su realización"—(*"It provokes and not provokes, It provokes the desire but it takes away the performance"*)—le habría contestado el portero a Macbeth. Esta es una advertencia clara para los que se sienten muy machos y poderosos bajo los efectos del etanol—no solo se les puede botar al suelo soplándoles o empujándolos con el dedo meñique como también se exhibirán miserablemente a la hora de una relación amorosa.—aunque se sientan muy machos. Ello dependerá en gran medida, entretanto, de la dosis consumida, de la personalidad y características físicas del usuario, sobretodo la capacidad de este para metabolizar el etanol en sus diferentes fases desde su absorción hasta su metabolización final y su eliminación. Las tareas que necesitan coordinación motora se ven afectadas aun por pequeñas cantidades de alcohol consumido. La euforia y sentido de seguridad que proporciona el consumo de un par de copas es engañoso. El individuo al volante de un vehículo motorizado puede meterle el pie al acelerador con la convicción que él podrá controlar su nave, pero no solo alcanza velocidades a las que no está acostumbrado a manejar sino que sus reflejos no responden adecuadamente a la hora de necesitarlos. Recordemos como Omar Kayan se lamenta como Alá le quebró su ánfora derramando el vino y se pregunta si eso no se debería a que Alá estaba algo borracho.

Después de absorbido, el *alcohol etílico o etanol* se transforma en etanal o acetaldehído, una sustancia muy tóxica con potencial para atacar a cualquier órgano y tejido. Para revertir el toxico efecto y prevenir el daño, de inmediato entran en acción enzimas y coenzimas y el metabolito toxico es transformado en otros productos que son metabolizados como si fueran *carbohidratos,* o son eliminados. La acción tóxica persistente del acetaldehído solo tendrá lugar si la metabolización no se hace de inmediato o si se hace en forma incompleta, lo que dependerá de la cantidad de etanol ingerido, de las condiciones del organismo, o sea del sistema enzimático, y de factores externos que bloqueen o detengan la metabolización llevando a la retención del acetaldehído antes de transformarlo en acido acético, después en Acetil-CoA antes de entrar al Ciclo de Krebs o transformarse en lípidos, lo que a propósito se logra con la ingestión de la substancia química llamada *disulfirame (Antabus),* recetada por los médicos a aquellos alcohólicos que tienen deseos de volver al estilo de vida sobrio pero que no logran abstenerse de abusar el alcohol. Al ser bloqueada la metabolización del acetaldehído, el bebedor se sentirá tan indispuesto, entrará a veces en pánico y eso lo llevará a abstenerse de beber.

El etanol tiene un efecto directo sobre la neurona antes de ser metabolizado. Sus derivados o metabolitos tienen un efecto más sistémico y más duradero. Si el acetaldehído persiste y se acumula en el organismo puede ser altamente toxico para los diferentes órganos y tejidos, incluyendo el sistema nervioso. Hay además bebidas alcohólicas mal preparadas, usando procesos de destilación impropios, contaminadas con productos tóxicos incluyendo otros alcoholes no etílicos, siendo la contaminación accidental o planificada más frecuente la que usa el metanol—o alcohol de madera—para aumentar las ganancias de los fabricantes no autorizados y vendedores de bebidas alcohólicas de consumo popular. Un trágico ejemplo es lo acontecido recientemente en Nicaragua con la comercialización de un "guarón" a base de metanol o alcohol metílico que causó la muerte o afectó la visión de decenas de consumidores mayormente en el departamento de León.

El paraíso artificial del tomador persistiría en cuanto él beba con moderación y tenga a alguien completamente sobrio que conduzca su vehículo de vuelta a su casa *(conductor designado)*. Su infierno empezará una vez pasada la breve euforia de los excesos al empezar la resaca y al darse cuenta de cuantos disparates dijo o cuantas cosas hizo de las que tendrá que arrepentirse. Por supuesto que una simple borrachera puede traer consecuencias nefastas, pero estas serán todavía más nefastas y duraderas con la conducta alcohólica o *alcoholismo y los encontronazos con la Ley (DUI)*. En el alcoholismo hay no solo una conducta de abuso pero también un fenómeno de dependencia física y psicológica que puede llevar a los síntomas de abstinencia a tal punto graves que pueden causar el *delirium tremens* y la muerte si no son atendidos a tiempo, lo que puede acontecer accidentalmente en alcohólicos asistidos en una sala de emergencia por otros motivos diferentes del alcoholismo (emergencia cardiovascular), en traumatología (como consecuencia de un accidente), ser recluidos en una cárcel, perdidos en alta mar, etc. Del mismo modo es indescriptible el calvario de un paciente cirrótico, del portador de una cardiopatía degenerativa o *Beri-Beri*, o cargando con todos los problemas sociales y familiares secundarios al alcoholismo. Peor calvario, entretanto, será el que le tocará sufrir a sus familiares y amigos. El alcohólico se complace en su viciosa indulgencia pero el familiar tendrá que soportar "en seco" todos los malos tratos y privaciones infligidos por el "alegre" e iracundo bebedor.

Substancias Estimulantes

Las drogas estimulantes más frecuentemente usadas son la **cafeína** y substancias similares que se encuentran en el café, te, cacao, chocolate y la mayoría de las bebidas no alcohólicas, incluyendo algunas sodas. Su expendio y consumo son legales, particularidades que comparten con las bebidas alcohólicas y con la **nicotina**. Todas ellas son substancias conocidas y usadas desde tiempos remotos, adoptadas por todas las culturas y grupos étnicos. Se les siguen las **anfetaminas**, de uso aun reciente en occidente pero que los chinos empezaron a usar más de cinco mil años atrás al consumir partes de una planta, un arbusto llamado *Ma-huang (Ephedra sinica). Aparentemente, a la naturaleza no se le olvidó nada a la hora de crear y producir diferentes substancias en sus laboratorios . . .*

Las versiones sintéticas de las anfetaminas fueron inicialmente producidas en laboratorios en 1887 y más tarde comercializadas para tratar el asma y la congestión nasal. Su uso como reductores del apetito se volvió muy popular pero más popular todavía ha sido su uso, muchas veces excesivo, por personas que quieren prolongar el estado de vigilia y lograr energía extra. Con esa finalidad la usan y abusan estudiantes cuando pasan la noche preparándose para un examen, los pilotos y conductores para no dormirse al volante, parranderos para no dormirse en la fiesta, y al intentar neutralizar los efectos hipnóticos de las bebidas alcohólicas y otras drogas depresantes o *downers*, etc.

Las **anfetaminas** todavía tienen indicaciones médicas. Aun se utilizan en los síndromes de inatención e hiperactividad, sobre todo en niños y adolescentes, en el tratamiento de la narcolepsia que es un trastorno en el cual el individuo sucumbe a un sueño irresistible que puede durar muchas horas, acompañado muchas veces de una hipotonía muscular profunda con inmovilidad total o catalepsia que puede llegar a simular el estado de defunción o muerte. Se cuenta de individuos que fueron enterrados vivos durante un ataque prolongado de catalepsia. Algunos fueron más afortunados al haberse despertado durante la vela del supuesto cadáver o ya en la tumba al golpear la caja a tiempo de ser rescatados vivos. En Nicaragua abundan esas historias en el departamento de Chinandega (Chichigalpa, Chinandega, el Viejo). Se cuenta que en Chinandega un ciudadano que padecía de narcolepsia estaba siendo enterrado por tercera vez en lo que, al caer las primeras paladas de tierra sobre el ataúd, él se despertó y empezó a golpear el ataúd. El sepulturero de inmediato dio la alarma.

- ¡Señora, su esposo está vivo, está golpeando la caja . . . !

- ¡Siga echándole tierra! Ya no aguanto tanto entierro . . . Tanto entierro me tiene quebrada . . .

El autor conoció a uno de los huérfanos cuando este ya era un adulto acercándose a la eufemísticamente llamada "tercera edad". Afortunadamente, él no padecía de narcolepsia . . .

Debido al calor excesivo y falta de refrigeración, en aquellos tiempos los funerales se llevaban a cabo aun antes que el muerto se enfriara, lo cual resultaba muchas veces en el entierro de un vivo . . . Huy, que miedo! . . .

Para minimizar el potencial adictivo de las anfetaminas y su potencial para ser abusadas se sintetizan derivados de estas, de los cuales el más popular y usado en medicina es el *Metifenidato (Ritalina y Concerta, entre otras marcas), el Dexametilfenidato (Focalin),* substancias que muy raramente son objeto de abuso aunque tienen potencial para crear dependencia— probablemente sus efectos no llenan los requisitos exigidos por los adictos a drogas psicotrópicas. En todo caso las anfetaminas siguen siendo muy buscadas como estimulantes ya sea para uso recreacional, abuso o auto medicación. Hace años los traficantes de drogas le dieron vida a una antigua metanfetamina (*MDMA*, más conocida en la calle como *Éxtasis, Adam o XTC), que* ha sido la más abusada en los últimos diez años. De fácil producción, las anfetaminas tienen efectos muy similares a los de la cocaína, su precio es más asequible y su comercialización es menos complicada que la del alcaloide suramericano.

Las depresiones y síndromes psicóticos son complicaciones frecuentes del abuso continuado de las anfetaminas al debilitar las neuronas y agotando la capacidad de estas para producir neurotransmisores. Debido a la consecuente depresión con falta de energía e insomnio severo, el suicidio es una complicación a temer en los que abusan drogas estimulantes o euforizantes.

La **cocaína** es una substancia natural, extraída de las hojas del *Erythroxylun coca*—o simplemente *coca*—, un arbusto que es originario de América del Sur, y mayormente allá cultivado. Se conoció de su existencia en el patio de un colombiano que emigró a Masaya. El arbusto fue desojado y hasta las ramas peladas, tronco y raíces fueron desapareciendo tan pronto como los vecinos se dieron cuenta de su naturaleza. La información sobre ese palito de coca fue divulgada en un artículo enviado a los medios por el jefe policial antidrogas de la época que se le siguió al terremoto de 1972, ocurrido en Managua.

Antes que la coca se popularizara como droga recreacional y de abuso, se usaba en varios tipos de elixires y reconstituyentes, en bebidas alcohólicas y no alcohólicas. A fines del siglo XIX e inicio del siglo XX se creía que la cocaína era una substancia estimulante y antidepresiva sin efectos colaterales ni complicaciones. Hacía parte de la fórmula inicial de la Coca Cola y de muchas otras bebidas que eran anunciadas con gran despliegue de publicidad en las ciudades europeas y en Norteamérica. Fue considerada como una panacea universal o droga milagrosa, una especie de regalo divino para aliviar un sin número de sufrimientos humanos. El doctor Sigmund Freud la usó personalmente en forma muy indulgente y se la recetó a su mejor amigo y paciente para aliviar su profunda depresión. Freud se percató de sus efectos negativos para poder salirse a tiempo y no sucumbir a una adicción que en su caso parece haber sido reversible, pero no pudo sacudirse la adicción al tabaco, la causa más probable de su agonía y muerte por cáncer oral. Su amigo, entretanto, no tuvo la misma suerte y su estado mental se deterioró irreversiblemente, de acuerdo con los datos históricos. También, según datos históricos, la Reina Victoria y el mismo W. Shakespeare o sus descendientes se dieron sus buenos toques de coca; la Princesa Ana y su Santidad el Papa Juan Pablo II se deleitaron con el te de coca durante sus visitas a los países andinos. Mascar la hoja de coca para aguantar largos recorridos minimizando las sensaciones de fatiga, hambre, sed y cansancio ha sido una práctica milenaria en los Andes, con toda vigencia en la actualidad. Las hojas para mascar se pueden obtener libremente en los mercados de algunos países andinos tales como Bolivia y Perú. La defensa de su cultivo y uso llevó recientemente a un poderoso cocalero a la presidencia de la republica de un país andino.

Entretanto, en la casi totalidad del siglo veinte la cocaína ya fue vista como una droga peligrosa y tratada como tal cuando usada sin discreción. Sus usos médicos y para investigaciones científicas están regulados y reglamentados en la casi totalidad de los países. Es indiscutible su utilidad como anestésico local en ciertas cirugías, sobretodo en odontología en que con mucha frecuencia se usa uno de sus derivados, la *Novocaína*. Forma parte también de un cóctel que se les inyecta a pacientes con cáncer terminal, donde va asociada a la morfina.

La producción y comercialización de la coca es probablemente hoy en día la actividad ilícita mejor organizada y más rentable, comprometiendo gran numero de ciudadanos de todos los niveles sociales y rangos políticos y se dice que policíacos también, utilizando los más caros y sofisticados recursos que en algunos países superan los recursos de las autoridades que se les oponen. Su uso recreacional y abuso afecta todas las clases sociales. El polvo blanco para oler o "ingerir" nasalmente es todavía la forma de coca preferida por la clase pudiente, en cuanto que el advenimiento de la modalidad *crack* o *base libre (free base)* para consumo popular o masivo, la ha vuelto asequible a los menos pudientes, donde se reclutan a la vez consumidores y distribuidores en gran escala, asociados en *"carteles"* *(drug king pins* y *drug dealers),* en cuanto que la distribución local está a cargo de individuos de escasos recursos conocidos como *pushers.* La particularidad de su uso y abuso, así como del compromiso en el cultivo de los arbustos de coca, manufactura, transporte, distribución y uso de su alcaloide del mismo nombre consiste en que una vez que se entra en ese circulo de actividades ilícitas es muy difícil salirse de él con vida y airoso. En otros términos, entrar en el mundo o imperio invisible de la coca conlleva beneficios inmediatos para algunos pero también altos riesgos para la inmensa mayoría de los afiliados. Inicialmente pareciera que se está entrando al paraíso pero pronto las fronteras entre paraíso e infierno se van volviendo menos definidas cada día que pasa y pronto el infierno lo absorberá todo: mulas, caballos, jinetes, empresarios.

Preguntas necias:

- *¿Valdrá la pena correr tantos riegos por unos momentos de euforia y escape de la realidad?*

- *¿No seria más seguro y productivo aprender a enfrentar la realidad cuando los problemas se presentan en vez de postergar su solución a través de un anestésico?*

En última instancia, están los especialistas y proveedores de servicios de salud mental a quienes podemos acudir cuando nos sentimos incapaces de lidiar solitos con nuestros problemas y frustraciones.

En cuanto a la **Nicotina,** esta droga merece que le dediquemos un buen párrafo. Se encuentra en la planta del tabaco, una *Solanacea* cultivada con esmero para de sus hojas manufacturar cigarrillos, puros, cigarros, o aun *charutos* si lo queremos decir en portugués. Su producción, industrialización y comercio son altamente rentables y los productos derivados, finamente y lujosamente manufacturados y presentados, se encuentran en todas las tiendas de víveres, supermercados y pulperías. Los efectos del fumado son más ostensibles en el cuerpo que en la mente. Habitualmente no altera la conciencia como lo hacen la mayoría de las substancias psicoactivas, excepto que crea una fuerte dependencia cuyos síntomas de abstinencia si pueden alterar la conciencia y la esfera emocional y ser con frecuencia difíciles de manejar. La abstinencia puede ser acompañada de ansiedad severa, irritabilidad y dificultad en concentrarse y enfocar la atención.

El adicto al tabaco o a la nicotina con frecuencia rompe el protocolo social para solicitar y conseguir un cigarrillo o fuego para encender el suyo cuando la urgencia de fumar lo acosa. Cuando aun se usaba comprar el tabaco en bolsitas para después envolverlo en pequeñas hojas de papel (papel de envolver) daba gusto ver la dedicación con que los fumadores tomaban su tiempo para envolver su tabaco y de esa forma armar su cigarrillo. Era frecuente también ver al fumador con la bolsa de tabaco en la mano solicitando papel de envolver, con el papel de envolver en la mano pediendo tabaco, o pidiendo fósforos o encendedor, o las tres cosas a la vez. El autor, quien creció en eses dorados tiempos, tuvo un colega en la universidad que se especializó en solicitar con éxito los tres componentes y lo hacia en una forma muy graciosa:

- ¿Pudiera usted facilitarme una hojita para envolver un poco de su tabaco ya que se me olvidaron los fósforos en la casa?

Hace muchos años que se empezó a orquestar una campaña para reducir el uso del tabaco prohibiendo el fumado en diversas áreas como hospitales, aeropuertos, aviones, lugares públicos donde se acumula o circula mucha gente, etc., reservando pequeñas áreas para los fumadores inveterados. No ha sido, entretanto, la preocupación por sus efectos psicotrópicos lo que ha llevado las autoridades y los grupos de activistas a combatir el uso del tabaco si no más bien su ataque a órganos y sistemas vitales. Desde hace muchos años que hay suficientes evidencias que relacionan el abuso del tabaco con carcinomas de los pulmones, de la boca y de la vejiga solo para citar los órganos mas frecuentemente afectados, agravación de enfermedades coronarias y del sistema cardiovascular en general, enfermedades respiratorias obstructivas (asma y enfisema), etc. El efecto vasoconstrictor es particularmente evidente y manifestado en síntomas visibles tales como la claudicación intermitente al caminar y la disfunción eréctil en los individuos que padecen de la enfermedad arterial de Winiwarter-Burger o tromboangeitis obliterante. El efecto cancerigeno del tabaco provendría especialmente de los alquitranes *(tars)* contenidos en el tabaco, el efecto constrictivo sobre las arterias dificultando la circulación arterial seria debido directamente a la acción vasoconstrictora de la nicotina. Para compensar estas notas voraces, hace pocos años apareció una noticia que revelaba los efectos beneficiosos del tabaco en prevenir o retardar la aparición de la enfermedad de Alzheimer. El autor no ha vuelto a tener conocimiento de ninguna otra noticia relacionada con el tema y no puede opinar sobre la validez de las opiniones vertidas al respecto.

Una cosa es cierta: la literatura está llena de estadísticas escalofriantes, basados en estudios científicamente conducidos con inversiones de grandes sumas de dinero, sobre la morbilidad y mortalidad relacionadas con el uso del tabaco, el que afecta no solo al fumador pero también a las personas de su entorno, a quienes se les designa como **fumadores de segunda intención.** *No es fácil obtener la colaboración de los fumadores para que respeten los derechos de los no fumadores y no exponer a estos a los efectos tóxicos del humo del tabaco,* razón por la cual los ambientes cerrados donde es permitido fumar se han ido reduciendo a la medida que se han ido acumulando evidencias de los peligros que corren los no fumadores al estar cerca de los que fuman. O sea que el fumador, después de haber hecho frecuentes incursiones a su paraíso tabáquico, algún día se dará cuenta que ya entró en el infierno donde a veces arrastra a otros que no fueron fumadores pero que aspiraban el humo sobrante de los fumadores al poluir este la atmósfera circundante.

A pesar de que la **cafeína** es talvez la substancia psicoactiva más benigna para el usuario, es necesario dedicarle unas palabras. La cafeína es una *xantina* que se encuentra en los granos o semillas del café y del cacao, en las hojas de te, en chocolates y colas. Es un estimulante del sistema nervioso central, un diurético, un estimulante también de los músculos estriados, y actúa en el sistema cardiovascular. Además de su uso como estimulante del sistema nervioso central, la cafeína es también usada en el tratamiento de la *apnea neonatal*. La forma usada en medicina es la sal denominada *citrato de cafeína*, utilizada también en las cefaleas vasculares que incluyen la migraña. Se combina con analgésicos para potenciar sus efectos en la supresión del dolor. Dos aspectos derivados de su uso son los más importantes en considerar: el primero es su potencial adictivo, el segundo es su consunción excesiva. Los síntomas de abstinencia más comunes son la falta de energía o fatiga y disminución de la habilidad para concentrarse y enfocar la atención. Los síntomas de sobredosis o intoxicación son ansiedad o nerviosismo, irritabilidad, labilidad del afecto, insomnio, inhabilidad para pensar con claridad—descrita subjetivamente como estar confuso o no poder pensar. Ambas constelaciones de síntomas—de abstinencia e intoxicación—son de carácter transitorio pero pueden ser bien molestas y llevar a los que las sufren a cometer errores en sus funciones. Para estar en el lado seguro *(the safe side)* se recomienda no consumir mas de trescientos cincuenta miligramos de cafeína al día. Una tasa de café percolado o un vaso de soda cafeinizada contienen entre ochenta y ciento veinte miligramos de cafeína cada uno.

Las personas que trabajan en oficinas y los estudiantes preparándose para sus exámenes son las que tienen más tendencia a ser indulgentes con la ingestión de cafeína, estos últimos con la intención de mantenerse despiertos y activos en las horas nocturnas en que les tocaría dormir. En oficinistas, personas de negocios, personas trabajando turnos nocturnos o dos turnos seguidos, podemos también identificar patrones de consumo indulgente de cafeína. Los resultados pueden ser contraproducentes al no poder concentrarse, no recordar lo estudiado y no poder consignarlo en forma organizada a la hora de rendir los exámenes, tal como sucede al usar anfetaminas o cocaína con el mismo propósito. Aunque el patrón de abuso de la cafeína no es frecuente fuera de las situaciones referidas, es importante divulgar las posibles consecuencias de las sobredosis y de los síntomas de abstinencia del noble alcaloide, sobre todo si estas ocurren en horas en que los afectados tienen que efectuar sus tareas.

Opiáceos

El *opio* fue considerado como la *"Medicina del Mismo Dios" (God's Own Medicine o GOM)*. El término se deriva del griego *ópion* que significa 'jugo', refiriéndose al látex que se extrae de la cabeza o fruto de la amapola o adormidera al hacerle cortes cuando el fruto aun está verde. Conocido y usado desde la antigüedad en las civilizaciones de la cuenca del Mediterráneo donde la amapola crece en forma selvática, sus semillas habrían sido llevadas a Asia por Alejandro Magno. Todavía al día de hoy podemos ver las hermosas amapolas en flor adornando vastas extensiones de los campos de Portugal y España en los meses de mayo y junio. A pesar de su abundancia, nadie en los pueblos pensaba en los efectos narcóticos de la planta. Cuando yo crecía, los niños de Bizarril recogíamos las flores para de ellas hacer tinta de escribir y en los picnic los caballeros hacían con ellas ramilletes que obsequiaban a las damas para adornar sus corsés. El cocimiento de los pétalos era a veces utilizado como calmante, pero a nadie se le ocurría usarlo como un narcótico. A la medida que se fue verificando que el comercio ilegal del opio se iba incrementando, y con él las substancias narcóticas que de él se extraen, los países fueron regulando el cultivo de las variedades de amapola utilizadas para su extracción, bien así los usos medicinales y comercio de los productos derivados.

La *Morfina,* el alcaloide del opio mas común, que debe su nombre a *Morfeo,* el Dios del sueño de la Mitología griega, es una substancia psicotrópica muy sedante o narcótica que mitiga el dolor y produce un sueño reparador. Su potencial adictivo es elevado en las personas predispuestas o que buscan estados de alteración de la conciencia en que las preocupaciones por controlar los síntomas de la enfermedad pasan a segundo plan, usando el pretexto de su necesidad como analgésico. Es bien conocido que pacientes usando grandes cantidades de morfina, o de su similar sintético la meperidina, por largos periodos de tiempo no desarrollaban dependencia si no estaban predispuestos. Un derivado de la morfina, la **Heroína**, provoca un estado de desprendimiento aun más acentuado que la morfina y su potencial adictivo es mucho más elevado. Se usa preferentemente por vía endovenosa. El usuario se inyecta a si mismo varias veces al día, compartiendo con frecuencia las mismas agujas con otros adictos. Sus venas van siendo destruidas y las infecciones son muy frecuentes no solo localmente pero también infecciones sistémicas con frecuencia incurables y de curso progresivo hacia la muerte como es el caso de las infecciones con el virus del SIDA, de las hepatitis B y C entre otras, esta última causa frecuente de cirrosis masiva del hígado. Una de las complicaciones del abuso de la heroína consiste en que esta es con frecuencia fraudulentamente adulterada con substancias sintéticas de menor costo (*cut*) que aumentan el daño a las venas, provocan abscesos y pueden producir síntomas atípicos de intoxicación.

Hay otros opiáceos o narcóticos sintéticos de los cuales los más comunes son la meperidina (Demerol), la hidromorfona (Dilaudid) y la metadona. Esta última substancia se utiliza para sustituir a los otros opiáceos en los individuos adictos que no logran la abstinencia y con ella la sobriedad. En los Estados Unidos de Norteamérica hay clínicas autorizadas para suministrarles una dosis diaria de metadona a los adictos a los opiáceos, lo que los mantiene apartados de las otras drogas del mismo tipo que se adquieren en la calle a alto costo, al protegerlos contra los síntomas de abstinencia o *withdrawals*. La adicción es mitigada al proveerle al afectado una droga autorizada en dosis apropiadas para cada caso. Eventualmente, después de un cierto tiempo, a veces años, el afectado se vuelve abstinente y recupera la condición de individuo rehabilitado y sobrio. Libre al fin!

La adicción a los opiáceos es extremamente difícil de erradicar. Más fuerte que la adicción o dependencia física parece ser la adicción o dependencia psicológica. Después de encontrarle el gusto al vivir despierto y anestesiado a la vez, muchos abusadores de los opiáceos no quieren volver a enfrentarse con la realidad que se les vuelve intolerable, aunque con frecuencia el uso de la metadona los ayuda a enfrentar esa realidad en forma serena y constructiva al dejarles tiempo libre para trabajar y ganar el sustento de si mismos y de sus familias. Recordemos que buscar, obtener y usar las drogas de la calle es un "empleo" a tiempo completo y que consume cualquier cantidad de otros recursos.

ADICCIÓN A CONDUCTAS Y EMOCIONES

Conductas

Empezaremos por las **conductas tóxicas** (enfermizas) que son todos aquellos comportamientos que influirán negativamente en nuestras vidas rompiendo su sano equilibrio a la vez que nos envenenan el alma. Pueden afectar nuestra vida biológica, psicológica y social. Son veneno para cualquier de ellas. No siempre—pero yo diría que casi siempre—la mayoría de los individuos estamos concientes de que muchas de nuestras conductas son veneno para nosotros y para nuestro entorno. Aun así las llevamos a cabo.

A las conductas tóxicas se oponen las **conductas nutritivas** (sanas). Con mucha frecuencia no detectamos la diferencia entre unas y otras, aun cuando las conductas tóxicas nos metan en problemas y nos crean malestar y las conductas nutritivas promuevan el bienestar.

Cuando un padre **castiga físicamente** a su hijo o un esposo castiga físicamente al otro, o a su perro, con frecuencia cree que está haciendo lo correcto. Si eso es algo aceptado por la cultura donde creció y / o donde vive, será mucho más fácil que lo vea como normal y más difícil que lo vea como impropio aunque se le llame la atención sobre ello y se le explique las posibles consecuencias sobre él mismo y los receptores de la agresión física. Dando otro ejemplo, el **machismo** es una conducta indudablemente tóxica en la opinión de muchos excepto para los machistas que se resisten a verlo de esa manera. Es parte de su forma de interpretar la cultura. *Lo que si estamos claros es que nada sale ileso de las conductas tóxicas, ni los perpetradores ni sus victimas, y hay victimas directas e indirectas.*

Al darle una patada a mi perro estoy no solo afectando a mi perro pero también afectándome a mi mismo a través de mi rabia, de mi hostilidad, de mis prejuicios y estereotipos, y estaré de igual modo afectando a las otras mascotas que sean testigos de mis acciones y a todo ser viviente que pueda ser testigo de la violencia. Recordemos que la implicancia de estas conductas y las nociones al respecto no han pasado desapercibidas desde los tiempos remotos y de allí la sabiduría popular que nos recuerda que "el que a hierro mata a hierro muere", "el que las hace las paga", y que *"el mal ejemplo cunde"*.

El daño a nosotros mismos se realiza a través del impacto de las emociones negativas en nuestros tejidos al ser los receptores y efectores de la energía emocional, y en nuestra mente a través de diálogos internos entre Estados del Yo negativos, reforzándolos. Cuando pateo o insulto a alguien me estoy pateado e insultando a mi mismo, pues todas mis acciones y pensamientos son automáticamente gravados en mis sinapsis interneuronales donde quedarán disponibles para ser reciclados. Si yo te digo que eres un estúpido, el "eres un estúpido" puede ser interpretado como habiéndolo dirigido a mi persona aunque yo lo haya dicho con la intención de afectar a otra persona. Mis diálogos internos se encargarán de transferirme a mi mismo el negativo piropo que iba intencionalmente dirigido a otros—al escupir al aire la saliva puede caer en mi cara. De la misma forma si le dirijo a alguien un mensaje positivo este será beneficioso para mi mismo siempre y cuando el mensaje sea sincero y honesto. De otra forma el deshonesto mensaje me afectará negativamente. A través de los diálogos internos también nos damos latigazos al decirnos barbaridades tales como "¡Que idiota que soy . . . solo me falta rebuznar!". O a la inversa nos mimamos al dirigimos a nosotros mismos con pensamientos tales como "¡Que bien que estuviste en la conferencia . . . eres un bárbaro, Tonito querido!"

Juegos Psicológicos

Con frecuencias las conductas, tanto las tóxicas como las nutritivas, se agrupan en patrones de comportamientos visibles y mensurables con una secuencia lógica y un final previsible. El Dr. Eric Berne, creador del Análisis Transaccional (AT) a mediados del siglo XX, observó esos comportamientos. A los negativos o tóxicos los llamó *Juegos Psicológicos*

(JP), todos malignos y de severidad variable, pudiendo jugarse desde formas suaves hasta formas extremamente duras, generando problemas que van desde inconvenientes menores a problemas muy serios con potencial para llevar a la muerte o provocar lesiones graves, tanto físicas como psicológicas, o aun a la ruina extrema de uno o más jugadores. Los JP que se desarrollan con más frecuencia en los ambientes de la adicción son **Alcohólico** (con sus variantes de Adicto, Alcohólico Seco y Alcohólico Gaseoso), ***Solo Trato de Ayudar,*** y ***Si . . . Pero . . . ,*** entre otros.

Al jugar, los participantes asumen ***Roles*** o papeles que son básicamente los de ***Perseguido***r (P) al azuzar al jugador en el rol de Víctima*; **Salvador*** o Rescatador (S) al tratar de rescatar a la Víctima; y la ***Victima*** (V) que se presenta como el que está siendo atacado o salvado, o se presenta como desvalido. Un rol complementario es el del ***Cantinero,*** quien muchas veces logra quedar fuera del juego en el rol de observador, mirando los toros de largo, sobre todo si se trata del viejo Juan, cantinero experto, en cuanto que el novato Jaime es con frecuencia atrapado a punto de jugar en todos los roles, como suplente.

Para más fácilmente comprender y seguir las maniobras y movimientos que hacen avanzar los juegos hacia su desenlace o "pagos finales" (*pay off*) para los jugadores, el Dr. Stephen B. Karpman propuso una representación gráfica de esos movimientos o transacciones que entran en los juegos, en la forma de un triángulo equilátero, El Triángulo Dramático de Karpman (TD), también conocido como Triángulo Trágico. Uniendo las flechas en ambos sentidos tendremos un triángulo sobre los catetos del cual se deslizarán los jugadores en sus cambios de roles pasando de P a S o V, de S a P o V o de V a P o S.

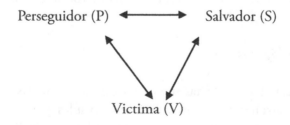

Ejemplo:

El alcohólico llega a su casa a las 3 de la mañana. Viene bien borracho e insulta a su esposa o le grita a su madre exigiendo más bebida y eventualmente comida (asume el rol de Perseguidor). La esposa o la madre se quejan de los malos tratos (asumen el rol de Víctima). Seguidamente el borracho o engomado muestra compasión por la persona que recién ofendió (cambia al rol de Salvador). Al verlo más suave y cayéndose de bolo o ya con la perra cruda o *hagover*, la ofendida coge valor y descarga sobre él toda su frustración y rabia y lo rebaja al nivel de lampazo (del rol de Victima, ella pasa al de Perseguidor y el borrachito pasa al rol de Victima). Si él se cambia del rol de Perseguidor, en el que él inicialmente se encontraba, al de Víctima, después de haber pasado por el de Salvador, poco a poco la esposa, o la madre, que estaba en Perseguidor, se desliza a Salvador y muestra su compasión por el "pobrecito" que es una "victima del alcohol" o "del vicio".

Los roles pueden seguir alternándose con todos los participantes pasando por todos ellos en forma sucesiva hasta que al final hay llanto, chillones y morados físicos y / o morales, más frustración apaciguada por falsas promesas y una cervecita o varias compradas por mama o la esposa, en ocasiones la suegra, para quitarle la "goma" a su hijito o maridito "arrepentido". Puede haber también una rotura matrimonial y en medio de todo ese desmadre los hijos serán los que más sufrirán las consecuencias de la grave disfunción familiar.

Cono se puede deducir del ejemplo brevemente esbozado, no hubo ningún compromiso ni plan de acción hacia un cambio de conducta o estilo de vida en ninguno de los protagonistas envueltos en el juego de la adicción, la que afecta a todos en el entorno al asumir cada uno de los implicados diferentes y sucesivos roles en el Triángulo Dramático, entrando en los jueguitos del adicto y perpetrándolos, pues para jugar, como al bailar un tango, se necesitan dos . . . o más jugadores—de la misma forma que para que alguien te de un puntapié en el trasero tendrás que poner esa parte de tu anatomía o alguien tendrá que ponerla si eres tu el que pone el pie.

Tal como en el ejemplo dado, nadie en el entorno escapa a la adicción, aunque no esté usando la droga o no practique la conducta adictiva. Basta con entrar en los "juegos" del adicto y desplazarse con él dentro del TD. En el ejemplo descrito, en ningún momento hubieron invitaciones a salir del Triángulo Dramático, más bien los jugadores seguían haciendo sus movimientos o jugadas, sus apuestas, cambiando de roles, descargando sus emociones en busca de un alivio transitorio a su dolor y sufrimiento o haciendo alardes de su euforia, falsa sensación de poder y triunfalismo, dando "patadas de ahogados", pero por ningún lado asomaban las conductas nutritivas, ninguna indicación de que alguien sabia lo que estaba haciendo ni los objetivos que tenían en mente. Ninguna propuesta o compromiso hacia UNA SOLUCION EFECTIVA DEL PROBLEMA. El más consciente de lo que sucedía era el adicto, que en esa forma consolidaba alianzas para continuar con su adicción.

De ahí se deduce que *cuando alguien está afectado de un trastorno o enfermedad en el seno de una familia todos sus miembros están igualmente afectados. Aunque en formas diferentes, todos sufren, todo el sistema familiar participa del sufrimiento y de la evolución del conflicto y es succionado por el torbellino de la tragedia.*

Afortunadamente, de la tragedia se puede aprender mucho. Este conocimiento ha llevado al desarrollo de *terapias familiares sistémicas* en que todos los miembros son facilitados y a la vez sirven de cofacilitadores. Al "enfermo" con frecuencia se le llama el "*enfermo designado*", significando que de una forma u otra todos en el sistema están "enfermos", razón por la cual todos en el entorno necesitan de ayuda y a la vez: aprender a ayudar y ser capacitados para ayudar a los demás y ayudarse a si mismos. Los miembros de la familia afectada necesitan de aprender a protegerse y como invitar al afectado a participar activamente en su rehabilitación.

PARTE II

El Camino Hacia la Sobriedad

LAS BUENAS NOTICIAS

¿Habrá realmente buenas noticias, en materia de adicciones, para sus víctimas, cada día más numerosas?

Por supuesto que si. Las hay.

En materia de adicción y para los afectados por ese trastorno no todo son malas noticias. La posibilidad real de no entrar en el "vicio" es una buena noticia, y la otra buena noticia es que se puede salir del "vicio"—los caminos que llevan hacia él pueden ser bloqueados a tiempo o pueden ser recorridos en sentido inverso hacia la abstinencia primero y la sobriedad después.

Como material auxiliar de estudio, comprensión y tratamiento de los protagonistas de conductas adictivas, remito al lector al caso presentado en la parte IV de mi libro titulado *Confesiones de un Psiquiatra (A Little Bit, Almost Nothing*—Un Poquito, Casi Nada), el que claramente ilustra la segunda posibilidad, habitualmente la más problemática, o sea el tratamiento y rehabilitación del afectado. Ese caso también ilustra como un adicto transita al estado de afectado y después al de rehabilitado. Lo transcribimos a continuación.

"A Little Bit . . . Almost Nothing (Un Poquito . . . Casi nada)

Era mi segundo año de residente en el programa del Departamento de Psiquiatría de la Universidad de Miami, rotando por el Jackson Memorial Hospital. Yo estaba de guardia, y el Centro de Crisis Psiquiátricas, en esa noche especialmente, estaba abarrotado de casos agudos, en su mayoría traídos por la policía. Entre ellos estaba un joven afro americano de un poco más de veinte años de edad. Si la tan abundante concurrencia de pacientes tenia relación con la fase lunar como se comentaba no teníamos forma de saberlo y era irrelevante. La verdad es que había plenilunio.

Eran las tres de la madrugada. Había que despachar rápidamente cada paciente para descongestionar la sala de emergencias que ya estaba atascada, pero intuí que con este joven afroamericano valía la pena invertir algún tiempo extra, hacer un esfuerzo extra, y darle una atención también extra, especial. *Customized.*

- ¿Dígame joven, cuanto licor bebe usted habitualmente?

- Todos los días un poquito . . . Casi nada *(A little bit . . . almost nothing).*

La misma respuesta dio sobre el uso de cocaína, marihuana, **uppers** (excitantes), **downers** (calmantes). De todo él usaba *"a little bit . . . almost nothing",* lo que no cuadraba con mi intuición clínica. Su contabilidad del consumo de estupefacientes me parecía muy subjetiva, por lo que decidí buscar datos más objetivos. La contabilidad que en seguida efectué con su ayuda arrojó una cantidad consumida diariamente de uno a dos litros de alcohol duro *(buze),* varias líneas de cocaína olida y a veces inyectada, dos o tres bolsas de marihuana, y toda sustancia psicoactiva que él podía obtener. Pareciera que era la primera vez que alguien hacía un inventario confiable y válido de lo que él habitualmente consumía.

- ¡¿Sabe, Doc, que hasta ahora me doy cuenta de todo lo que meto en mi pobre cuerpo?! ¡Milagro que aun estoy vivo!

- Tienes razón Derryle, eres un milagro viviente y un testimonio de cómo Dios te quiere a punto de traerte esta noche a esta emergencia para que despiertes de tu letargo . . . ¿Practicas alguna religión o al menos crees en un Dios?

- Si, Doc. Mi madre y mi abuela me han enseñado que hay un Dios que vela por nosotros. Ellas dos y mis hermanas van a la Iglesia. Yo dejé de ir a los quince años cuando me metí de lleno en el alcohol y a las drogas.

Parecía evidente que Derryle había cambiado el Dios de Abraham por el Dios Baco, pero también había razón para pensar que mi pregunta lo había "tocado", sensibilizado, por lo que le di otro empujoncito.

- ¿Dime, Darryle, si no te recoge la policía y no te trae esta noche acá, y si en vez de eso hubieras seguido bebiendo y usando hasta morir de una sobredosis, que cuentas le darías a Dios?

Sospeché que mi pregunta había sido algo manipulativa, de lo que no me sentí orgulloso, pero tuvo un efecto sorprendente.

El paciente parecía asustado, como despertando de una horrible pesadilla, y temblando me dijo:

- Doc, yo nunca había pensado en eso, ¿sabe usted? He sido varias veces resucitado en salas de emergencia . . . por sobredosis . . . me han querido asustar con el peligro de muerte, me han amenazado con el fuego del infierno y de todo eso yo me mofaba. Más bien me llevaba a usar hasta la inconsciencia. Ya ve, su pregunta me hace reflexionar. ¿Puede usted ayudarme a cambiar mi vida?

- Si, puedo—le contesté escuetamente y con una convicción que él fácilmente pudo captar.

- Como puede ayudarme, Doc? ¡Vamos, quiero que me ayude, Doc!—suplicaba.

La voz se le entrecortó e irrumpió en llanto, inicialmente escondiéndose la cara. Le puse la mano en el hombro, después lo acerqué a mí y lo abracé. La enfermera de turno, a quien apodé de *dentona* por que su dentadura se parecía a la del Presidente Carter en su primera campaña electoral que lo llevó a la Presidencia, estaba más confundida que el paciente y más perdida que *el hijo de Limbert*. Ella no entendía lo que estaba pasando, ello no encajaba en sus esquemas mentales estereotipados del trato a los pacientes como el presente, particularmente en una sala de crisis. Pudiera ser que en sus diálogos internos hayan aflorado frase tales como *"¡Too much for me!"* (Esto es demasiado para mí). Era probablemente demasiado para la mayoría, no solamente para todos los que trabajábamos allá en semejantes circunstancias. Le hice una seña para que guardara la compostura necesaria y esperara con calma. Mis colegas y los diversos miembros del staff ya estaban enterados que mi trabajo no era siempre rutinario.

- ¿Entonces, Doc, me va a ayudar?

- ¿Tu que crees?

- Yo creo que si, Doc ¿Puede empezar ya . . . puede continuar ayudándome? ¿Que tengo que hacer?

No podía perder tan dorada oportunidad para ayudar a un fragil ser humano que tenía su vida en un hilo. De inmediato y sin pérdida de tiempo improvisé tres "sentencias", trés frases que más tarde harían parte de los Principios de Lourenço o Laurenco *(Lourenço's priciples")*:

- **Principio Número Uno: El último** - trago, cigarrillo, cocaína, etc. - **está en el pasado (The last is in the past).**

- **Principio Numero Dos: Si lo tocas se te pega (If you touch it, it gets you)**

- **Principio Numero Tres: Los valientes se rinden, los flojos o cobardes se corren (Courageous people surrender, chicken run away)**

Cuando confrontado con la necesidad de dejar de usar y optar por la sobriedad, el "adicto" tiene la fantasía que puede hacerlo cuando él quiera y como él quiera. Con frecuencia afirma que "este es el último trago", que él puede dominar el trago o la droga, y que puede frecuentar lugares donde se abusa de alcohol o drogas sin que eso lo afecte. Tiene la fantasía de que puede ejercer su libre albedrío. Habitualmente, cuando alguien pretende o quiere hacer creer que el que tiene en la mano es el ultimo trago, o la última dosis de cualquier otra droga, ya es muy tarde para darse cuenta que ese "último trago" o esa última dosis, son en realidad el primero de un estado de indulgencia que continuará hacia la intoxicación, la que eventualmente puede resultar en sobredosis y terminar siendo fatal.

En consecuencia, para asegurar el éxito de una decisión hacia la sobriedad, el "último trago" tiene que estar en el pasado—en vez de "este es mi último trago", el indulgente e incauto tomador tendrá el éxito más fácilmente asegurado cuando afirme que su último trago fue ayer, hace una hora, una semana, un minuto, etc.—"el último trago", o la última dosis de cualquier droga objeto de abuso, tiene que estar en el pasado para asegurar el paso hacia la sobriedad.

Por otro lado, la persona que desea tener éxito en volverse sobria necesita de realizar que los efectos de las sustancias tóxicas, ya sea alcohol, marihuana, cocaína u otras, tienen poder sobre ella, y aceptarlo. El rendirse—lo que significa reconocer su impotencia para controlar al adversario—necesita coraje y determinación. Es tarea de valientes, no de flojos. Para muchos es más fácil pretender tener dominio sobre el hábito y lo que hacen en realidad es correrse. A como reza el refrán portugués, **"la vida del flojo es muy dura"**.

Además, para alcanzar la sobriedad, es de mucha ayuda un ambiente o entorno donde predomine la sobriedad y no jugar con las tentaciones. *"¡Que se pega, se pega!"*. Todo lo que nos recuerde como nos sentimos bajo los efectos de los tóxicos adictivos puede desencadenar deseos de usarlos otra vez, deseos que después no lograremos refrenar antes de golpear la cabeza en *"el fondo del barril"* vacío. De ese golpe no siempre salimos ilesos o vivos.

Mi nuevo paciente estaba fascinado con el nuevo cuento. Me pedía que le repitiera los "Principios de Lourenço" una y otra vez. Parecía un crío hechizado por su nuevo juguete. Talvez estaba experimentando como redecidir su argumento de vida, cambiar un programa de vida rígido por uno más flexible.

- ¿Doc, yo no soy un cobarde, verdad que no? *(Doc, I'm no chicken, am I?)*

- ¡Por supuesto que no, Darryle, tu eres muy valiente!

Reconoces tu problema y quieres solucionarlo. Un cobarde *(chiken)* no tiene el coraje de hacerlo.

En seguida, para relajar el ambiente introduciendo el elemento chistoso, le pregunté si sabía cuales eran **las cuatro grandes mentiras**: Primera te pago mañana: Segunda—este es el último trago; Tercera—sólo una migajita; Cuarta—detrás de la migajita se va la botella enterita. Por supuesto que la tercera y cuarta no son exactamente así en el chiste original, pero la forma benigna fue efectiva en reducir aún más la ansiedad de Derryle y aumentar su cooperación.

Sentí que el mensaje había llegado a su destino y que el refuerzo de su actitud sería de ayuda. La tarea apenas había empezado y era menester darle continuidad, por lo que en seguida le pedí a la Trabajadora Social que localizara a su familia (madre, abuelita y hermanas), quienes prontamente se presentaron durante la mañana de ese mismo día. Cuando me avisaron que ellas habían llegado, bajé de mi trabajo rutinario en los pisos, donde estaba haciendo interconsultas, a la sala de emergencia a conversar con ellas y a pedirles que cuidaran de Derryle. En presencia del paciente y con su consentimiento les hice un resumen de la condición de Derryle, de su decisión de caminar por los senderos de la vida y del éxito, y de su necesidad de apoyo profesional y familiar.

Referí a Darryle a un grupo comunitario de terapia, donde el paciente ya había estado en tratamiento, ordenado por el sistema judicial después de una de sus fechorías anteriores, pues para mantener semejantes hábitos, robar y vender drogas son hábitos complementarios indispensables y predecibles. Le entregué una nota para el terapeuta para que me llamara antes de hacer cualquier juicio prejuicioso sobe Darryle.

Mis instrucciones fueron seguidas al pie de la letra tanto por el paciente como por su familia y el mismo terapeuta. La abuelita tomó el compromiso de mantenerme informado, con el que cumplió fielmente, a la vez de pedirme ayuda en caso de necesidad, aunque yo intuía que eso no iba a ser necesario.

Darryle fue, en lo sucesivo, uno de los pilares de esa familia y un *rol model* en los grupos de terapia y en los grupos de alcohólicos anónimos (AA) y narcóticos anónimos (NA) en los que en lo sucesivo participó. ¡Que Dios lo siga bendiciendo!

El manejo del caso de Derryle apenas me tomó unos minutos extras, minutos que valieron la pena. Una vez más, la creatividad, la flexibilidad, la relación con el paciente y su entorno, fueron mis efectivas armas terapéuticas. Y también fue de ayuda el hecho que yo no vi mi trabajo en la sala de crisis simplemente como *"apenas un trabajo" (only a job)*. Le puse interés y lo hice *con todo* **amor y arte**."

En la parte V del mismo libro también fueron consignados algunas reflexiones al respecto en el capitulo dedicado a la prevención. Otro libro del autor en que se pueden encontrar algunos insights valiosos en los tres últimos capítulos es mi novela titulada *Maria Novelia*. En ambos libros están además reportados y descritos casos de otras patologías de interés para los lectores y en que el enfoque utilizado se puede aplicar al tratamiento de cualquier patología o trastorno mental, incluyendo las adicciones a drogas, emociones y conductas.

Antes de adentrarme más en esta parte del presente libro, quiero aclarar algunos conceptos comúnmente divulgados y aceptados sin juicio crítico suficiente, los cuales, por simplistas y dogmáticos, han impedido a muchos poderse devolver de la fatídica marcha hacia la adicción o perdición, o les han impedido recorrer el camino que los podría llevar de vuelta hacia la sobriedad y hacia la templanza, recuperar su salud mental y física, su familia y haberes, a la vez que volver a ocupar un lugar digno en la sociedad ofendida al haberse roto el pacto social. Invito al lector a que me tome en serio pues en las cosas serias yo no juego al payaso aunque a veces pretendo ser chistoso. En muchas ocasiones crudo y directo, expresándome a "calzón quitado",

Una advertencia muy necesaria, entre muchas otras: *el camino de retorno a la sanidad está lleno de obstáculos, está trazado en medio de laberintos y escollos.* Tal como es con frecuencia representado en las películas chinas de artes marciales, hay espejos por todas partes para confundir a los combatientes que no están familiarizados con el local—espejos planos, cóncavos y convexos—, todo tipo de trampas, conspiraciones y sustos.

Que el retorno a la sanidad sea fácil o difícil dependerá más que todo de la actitud del candidato o viajero que de cualquier otro factor. Los caminos a recorrer son por lo general tortuosos—en la naturaleza, las líneas rectas son escasas o inexistentes.

Lo ideal sería que la sobriedad prevaleciese, que las conductas adictivas no se adueñasen de la vida de nadie y que no fuese necesaria la rehabilitación de los adictos. Ideal sería que no hubiesen adictos. Poder prevenir la adicción sería lo ideal y deseable. Una vez instalada la adicción, lo que se sigue es toda una historia diferente de dramas y tragedias, aunque los directamente afectados no siempre lo ven de esa forma, lo que constituye el primer obstáculo en el camino hacia la sobriedad. Hasta que el adicto no se sienta afectado es muy difícil poder brindarle ayuda efectiva. Los mecanismos psicológicos de defensa abundan en la adicción, entre ellos la *negación* (*"No se por que arman un escándalo . . . Yo no tengo ningún problema"*), la *proyección* al designar chivos expiatorios al estilo del pasatiempo infantil "No fui yo fue Teté . . .". Transferir la culpa o la responsabilidad a alguien, a la droga o la enfermedad son defensas proyectivas muy frecuentes y muy difíciles de penetrar.

Para empezar a recibir ayuda el individuo necesita de solicitarla o por lo menos aceptarla, *y para ello necesita de reconocer que tiene un problema para la solución del cual necesita ayuda.*

Necesita además de aceptar la responsabilidad que le toca en su caso, en el desarrollo y manutención de su adicción y transferir esos recursos para su rehabilitación. El autor se alegra sobremanera y se deja invadir de optimismo cuando alguien pide **ayuda** para resolver un problema, más aun cuando ese problema lo constituyen una o varias adicciones. Se entristece cuando alguien la rehúsa cuando le es ofrecida, aunque la necesidad de la misma sea obvia y urgente.

Es conveniente aclarar que la recuperación es más tediosa y de curso más incierto en condiciones crónicas, concepto que también se aplica para trastornos mentales de cualquier naturaleza y enfermedades de todo tipo. *Cuanto más tiempo lleva establecido un patrón de conducta, más difícilmente será volver al nivel de funcionamiento de la etapa anterior o pre-mórbida,* no solo por efecto de la afectación pero también por el efecto del tiempo recorrido. Cada día que pasa refuerza los hábitos—buenos o malos—pero más eficientemente los malos hábitos.

En consecuencia, hay un aspecto importante que debo enfatizar desde ahora: **es muy difícil retornar exitosamente a la sobriedad si no se dispone de ayuda calificada**, la cual no puede ser impuesta en su totalidad, además de tener que ser de una calidad excepcional. Como podemos haber intuido de lo consignado anteriormente, la ayuda no se puede limitar a buenas intenciones y deseos. Los proveedores de la ayuda tienen que ser profesionales bien calificados y entrenados en la materia y actuar en conjunto con una **red de apoyo** de la que hacen parte el entorno inmediato del "paciente" y los grupos de apoyo que mencionaremos más adelante, logrando un *equipo de facilitadores* trabajando al unísono.

La mejor de las buenas noticias es que hay esperanza para el "adicto", aun para el más recalcitrante, por supuesto que más clara y fácilmente adjudicada a aquellos que desean su rehabilitación, y para la sociedad misma motivada en recuperar a uno de sus miembros descarriados.

COMO EMPEZAR

Aunque no soy abogado, aprendí que en Derecho "las cosas se deshacen a como se hacen". No solo en Derecho. En todos los aspectos del humano acontecer el aforismo legal tiene también su vigencia.

Vimos someramente como un ser humano, inicialmente sobrio, llega a presentarse y funcionar como un adicto. Podemos conceptuar que el camino inverso al que lo llevó a ser controlado por la adicción puede sacarlo de ella y llevarlo a recuperar el control de su vida. Cambiando estímulos y mensajes. Cambiando actitudes y conductas. Remplazando conductas inaceptables por sus opuestas. *Lo importante es no permitir que se produzca un vacío* que podría succionar y reciclar la conducta indeseada o aun otra peor. Es oportuno recordar el principio físico aristotélico que reza que "la naturaleza aborrece el vacío".

Algunos argumentarán que "la adicción es una enfermedad incurable". ¡Bonito cuento! Talvez la dependencia a las conductas y substancias adictivas persista y eso no nos preocupa. Lo que cuenta son las conductas por las cuales cada individuo será responsable. Conductas responsables. Cambio de "adicción" o de conductas tóxicas o impropias a conductas propias, ***substituyendo conductas adictivas por conductas sobrias***. Si siguiésemos nuestros apetitos y tendencias todos seriamos tremendos adictos a algo y aun a alguien. Si no se cuidara, el autor seria esclavo de un sin número de adicciones. De las más aceptables o menos rechazadas socialmente a las más criticadas y aun nefastas. Nadie es monedita de oro para estar libre de tentaciones, con la diferencia que los metales forjados con buen temple resisten más fácilmente la corrosión y la ruptura por estrés, sobre todo cuando se les da el cuido o mantenimiento diligentemente y apropiadamente en tiempo y calidad.

Tener ganas de algo no significa que hay que hacerlo u obtenerlo. "Del dicho al hecho hay mucho trecho", reza el refrán. De la misma forma, muchas veces tiene que haber un trecho entre el deseo y la acción, trecho que no siempre es sabio recorrer. Tal como en los juegos de azar, es sabio pasar cuando las probabilidades y posibilidades de ganar son efímeras o muy débiles y no arriesgar ninguna suma en apuestas, mucho menos sumas cuantiosas. *La toma de cualquier decisión o la ejecución de cualquier acto son optativas.*

Todo individuo tiene la capacidad de resistir la tentación de hacer algo indeseable y sustituirlo por algo aceptable. *De permanecer sobrio.* La diferencia no está en la tendencia, o "debilidad" o la "enfermedad", la diferencia reside entre el abuso y la abstención o sobriedad. Cuestión de conducta, de hacer una cosa en vez de otra. "¡No es fácil!", dirán algunos. Díganme de algo que resulte fácil si no ponemos en ello alma, corazón y sesos. Hay un detalle, entretanto: si llegas a crear dependencia o adicción y decides volverte sobrio tienes que aceptar la ***"ley del todo o nada".*** El que nunca fue alcohólico puede disfrutar tranquilamente de unos traguitos de vez en cuando y continuar sobrio—una o dos copas antes de comer serán bien metabolizadas por su organismo y, en vez de dañarlo, más bien pueden serle de beneficio; pero el que desarrolló dependencia al etanol no podrá probar de nuevo el licor pues el primer sorbo—o aun su olor—muy probablemente lo llevará a seguir libando hasta emborracharse y lo seguirá haciendo por los días, semanas o meses siguientes hasta que el Señor Jesús se apiade de él y lo oriente nuevamente hacia el camino de la abstención absoluta y sobriedad, o se lo lleve a su reino. Un sorbo significa **RECAER** (***todo,*** toda la botella y muchas más), abstenerse significa **SOBRIEDAD** (***nada,*** ni una pizca para celebrar un cumpleaños). Un jarabe para la tos que contenga alcohol etílico o un dulce que contenga licor tal como el sabroso "Pío Quinto" o la soberbia "Sopa Borracha" pueden desencadenar un episodio de dipsomanía. Lo mismo aplica para cualquier droga adictiva o conducta adictiva. ***Si quieres volver a la sobriedad, abstente de "usar"*** No llames al diablo . . . ¿Oíste? Tú lo provocas y él no desprecia la oportunidad para atraparte en sus redes o telarañas. Una vez atrapado, te parecerás a una mosca pegada en la bien urdida tela de un arácnido, el que te inyectará su veneno hasta que quedes como una sopa de carne. Antes que eso suceda, será el momento de exclamar: "¡Ni quiera la araña!"

El autor acostumbra enseñarles a sus clientes portadores de adicciones ***TRES principios básicos*** que hemos dado por llamar los ***Principios de***

Lourenço (o Laurenco), ya presentados en el caso de Darryle, los cuales resumiré a continuación:

Primer Principio: *El último está en el pasado.* Es bien conocido que cuando se está decidido a tomar o retomar el camino de la sobriedad no podemos despedirnos con un trago en la mano o presto a ser servido. Decir "este es el último trago" es decir una solemne mentira, parecida a la promesa "te pago mañana". Después de ese trago vendrán muchos más. Por eso será más creíble y tendrá mayores posibilidades de éxito el que declare "mi último trago fue hace un rato", o hace un día, semanas, meses o años atrás. Lo mismo aplica para cualquier droga o conducta a la que seamos adictos. El afectado que desea rehabilitarse tendrá que tener este principio bien presente cada vez que se le ocurra que se va a tomar su "último trago", a fumar su última piedra, etc.

Segundo Principio: *Si lo tocas te agarra (se te pasa).* El tocarlo significa seguir frecuentando los mismos ambientes donde la adicción prosperaba y los mismos "amigos" con quienes celebraba o compartía su adicción o adicciones, a menos que ellos también estén recorriendo el camino de retorno a la sobriedad. Cualquier estimulo relacionado con la adicción puede activar las conductas adictivas. Es por tanto menester evitar los *behavioral cues* (comportamientos que sugieren la adición, aumentado las urgencias y tentaciones de volver a usar). Una simple conversación puede constituir un poderoso *behavioral cue o seña conductual.* Los entornos más favorables para la recuperación serán aquellos en que predominarán otras personas sobrias o en el proceso de intentar volver a la sobriedad, entre los que se cuentan profesionales capacitados, familiares y amigos capacitados para ayudar, y grupos de apoyo tales como los Alcohólicos Anónimos, Drogadictos Anónimos y otros con similar filosofía y enfoques cuya designación dependerá del tipo de adicción en la que se enfoquen. Desafortunadamente, el ambiente de esos grupos puede en ocasiones funcionar como *behavioral cues*, sobre todo en las etapas iniciales del tratamiento o rehabilitación, cuando el afectado no está aun participando activamente en el proceso de recuperación de su sanidad mental, razón por la cual el tratamiento de la conducta indeseada debe muchas veces ser iniciado en un lugar controlado tal como un Hospital o programa especializado.

Tercer Principio: *El valiente se rinde, el cobarde se corre.* Rendirse, llanamente significa aceptar que no controlamos la droga o conducta adictiva pero que ellos nos controlan a nosotros, por lo que no seguiré compitiendo o forcejando con algo mas poderoso que yo. Para admitirlo se necesita ser valeroso, decidido, valiente. Significa también enfrentar muchos problemas, muchos retos, muchas presiones inherentes a dejar un estilo de vida y adoptar otro, cambiar de amigos y de ambientes, de filosofía de vida, resistir las tentaciones y urgencias a usar nuevamente, resistir la presión de grupo y los vendedores o *pushers,* etc. No es fácil reinsertarse en la sociedad de la cual se estuvo alienado por un tiempo, durante muchos años para algunos. No todos los *hijos pródigos* tienen un padre como el que nos presentan los evangelios. No todo el mundo es *"nice"* contigo a la hora de las piedras pómez, sobre todo que habrá muchos a los que hiciste mucho daño con tus juergas, y su enanismo mental los llevará a querer desquitarse en vez de darte la mano y celebrar tu regreso. Un valiente se arriesga a enfrentar todo eso, un cobarde se corre y se refugia en su tugurio o "antro del vicio". Recordemos el reclamo del hermano del hijo prodigo de los evangelios, quien manifestó su enojo e inconformidad por nunca haber sido agasajado con un festín a pesar de que él siempre se mantuvo al lado de su padre, llevando una vida sobria y de trabajo arduo en lo que el pródigo se dedicaba a despilfarrar su herencia recibida en vida hasta no quedar más que con los harapos que lo cubrían.

El concepto de que el alcoholismo, la drogadicción, la obesidad, la mitomanía, el juego, la cleptomanía, los excesos sexuales, la adicción al trabajo, la adicción al poder, y tantas otras adicciones reales y posibles son "enfermedades incurables", mantiene a muchos "enfermos" "incurados" y les da el pretexto a ellos y a la sociedad para seguir "enfermos" o aceptar la "enfermedad". Frecuentemente escuchamos justificaciones como las que siguen:

-   ¡Pobrecito . . . ! ¿Qué se puede hacer si tiene una enfermedad incurable?

-   Tengo una enfermedad incurable . . . No puedo hacer nada al respecto . . .

No se trata de lógica sino más bien de **seudo lógica**, de un dogma o de un sofisma. Talvez el fenómeno físico—y aun psicológico—de dependencia permanezca latente pero la conducta que puede reforzar la dependencia y sus consecuencias es opcional como opcional es el sufrimiento desencadenado por ese tipo de conductas. Algunos opinan, y con mucha lógica, *que la vida misma es una enfermedad incurable pues termina con la muerte*—pero no por eso dejamos de vivir o nos echamos a morir y seguimos haciendo cosas a pesar de que estamos "enfermos de muerte" y condenados a morir algún día.

Llevar a cabo conductas aceptables o indeseables es la responsabilidad de cada cristiano, islamita, budista, taoísta, animista, agnóstico o ateo. Nuestros antepasados acostumbraban decir que *"Si señor y No señor son dos señores"*. *Puedo empinarme el trago o la botella* (es el *"Si señor"* a la substancia o a la conducta adictiva)*; o puedo abstenerme de hacerlo* (es el *"No señor"* a la substancia o a la conducta adictiva). En realidad *no es a las drogas que les estoy diciendo Si o No, es a mi mismo, a mi conciencia y determinación, a la conducta que llevaré a cabo. El Si será entonces destinado a mi abstinencia o sobriedad en cuanto que el **No** será dirigido a las invitaciones a usar.* "No es fácil!", argumentarán algunos. En este enfoque no cabe la discusión sobre cuan fácil o difícil es el rehabilitarse, pero si en lo que respecta a si es o no factible lograrlo.

> *¿Mantenerse sobrio o volver a la sobriedad y mantenerse en ella es algo sencillo o requiere de algún factor o factores especiales?*

El lector ya debe estar consciente que en la vida nada se obtiene gratis. *"There is no such thing as a free lunch" (No hay almuerzo gratis)*, dicen nuestros amigos del Norte. Todo requiere por lo menos dedicación y a veces esfuerzos extraordinarios, pero siempre esfuerzos humanos que terminan devolviendo lo invertido y mucho más. Requiere, por lo menos, de los ingredientes a que nos referiremos en los capítulos siguientes.

ACTITUD. MOTIVACIÓN. QUERER. DECISIÓN. ACCIÓN.

Si mi *actitud* es positiva, si miro y evalúo lo que hay de bueno dentro de mí y allá afuera, yo tendré más facilidad en decidir lo que me conviene y no me conviene, y actuaré en consecuencia. Si mi actitud es ser honesto y comprometerme en lograr algo, el éxito estará más fácilmente asegurado. Para mí, a*ctitud significa evaluación de algo y disposición hacia algo, el modo en que veo las cosas.*

Mi *motivación* para emprenderlo y lograrlo será otro ingrediente valioso, sobre todo si yo lo quiero lograr y decido recorrer con entusiasmo el camino que me puede llevar al éxito. Motivación es deseo y disposición, es la base del querer.

Querer es necesario para tomar una decisión y actuar, pero con solo querer no es suficiente para lograr algo. Mucho se habla de "que querer es poder". Yo diría que querer es una fracción del poder, es talvez el motor de arranque. A veces el querer se confunde con *decisión*, y aun con *intención*. Recordemos entretanto que "de buenas intenciones están pavimentadas las calles del infierno". Dante escribió que están pavimentadas de mitras.

El último y más importante paso es "dar el paso", o sea: *actuar*. Sin actuación o *acción* no hay logros. Para capturar camarones hay que mojarse por lo menos hasta los rodillas y para comerlos hay que cocinarlos después de capturarlos. Y todavía comerlos no será tarea sencilla, pues hay que quitarles la cáscara, etc. Si mi actitud es positiva, si pienso que vale la pena, y lo quiero hacer, tomaré la decisión de hacerlo y haré todo lo que sea necesario y esté a mi alcance para lograrlo. Lo haré con entusiasmo y disfrute si lo decidí hacer, si tenía la *motivación* para hacerlo. Disfrutaré mis camarones, sin quejarme de cuanto me costó capturarlos.

Los pasos enumerados nos podrán llevar de vuelta a la sobriedad. Esta y el vicio están estrechamente ligados a actitudes, motivaciones y conductas diametralmente opuestas. Lo curioso es que las leyes de la economía favorecen a las conductas sobrias, por lo que a veces es difícil comprender el despilfarro que tiene lugar en satisfacer las adicciones. En la sobriedad hay *economía* de energía, de tiempo, de dinero, de salud física y mental. Hay *abundancia* de oportunidades. De libertad. De prestigio. De relaciones interpersonales gratificantes. De emociones agradables. Una economía con un balance positivo, en azul o en negro. Una economía productiva, exitosa.

El precio que se paga por la sobriedad es infinitamente menor que el precio que se paga por la adicción. En la sobriedad hay sana economía, hay productividad y ahorro. En la adicción hay derroche y despilfarro de todo lo bueno, llevando a la carencia de lo necesario en el día a día y abundancia de todo lo malo y desnecesario—faltará el pan en la mesa del comedor familiar pero abundará el guaro o la droga, abundará la escasez de todo lo necesario para una vida digna. Incluso faltará amor. Faltará solidaridad con los seres queridos y se investirá emocionalmente en los amigos del vicio. Este remplazará el amor y respeto por los seres que eran queridos antes que la adicción tomara sus lugares. El saldo afectivo aparecerá en rojo.

En resumen: Enfatizamos que con *querer* hacer algo, sobre todo cambiar un hábito o una conducta, no es suficiente para lograrlo. La afirmación que sostiene que *"Querer es poder"* adquiere sentido y vigencia cuando va acompañada de una *decisión* firme y unívoca sobre las acciones a efectuar. La decisión tomada en serio será entonces convalidada por la *acción* correspondiente, el hacer lo que se decidió hacer. ***Cualquier paso que no lleve a la acción efectiva será pura retórica o masturbación mental.*** Las buenas intenciones que no se materialicen en hechos reales y efectivos no pasarán de ser meros actos masturbatorios que le harán el juego al adicto y serán parte del caldo de cultivo de la adicción que envolverá al adicto y a su entorno.

INSTRUMENTOS Y ESTRATEGIAS DE CAMBIO

Conocimientos Básicos de Análisis Transaccional

Cualquier enfoque de la personalidad aplicado con pericia puede facilitar el cambio o el retorno a la sobriedad, pero algunos enfoques son más efectivos que otros en ciertos campos. Para el tratamiento de personas padeciendo de trastornos adictivos son de gran valor los enfoques cognitivos y conductuales, entre otros, incluyendo la integración de todos los enfoques que conozcamos y podamos manejar con pericia. Nos referiremos con algún detalle, entretanto, al *Análisis Transaccional* (AT), conceptuado y desarrollado por el Dr. Eric Berne a finales de los años cincuenta del siglo pasado, por considerar este enfoque sencillo, de aplicación práctica. El Dr. Berne nos legó, además de la teoría de los *Juegos Psicológicos* (JP) a los que brevemente ya hice referencia, otras nociones muy importantes o *instrumentos* de trabajo para evaluar y monitorear las conductas y facilitar cambios positivos.

Estados del Yo

El concepto de *Estados del Yo* (EY) es uno de esos *instrumentos* de suma importancia. El Dr. Berne describió tres patrones básicos de conductas, pensamientos y sentimientos o emociones con sus características e identidad propia correspondientes a EY diferentes: el *Padre* (P), el *Adulto* (A) y el *Niño* (N), los que escribiremos con mayúsculas para su correcta identificación y no confundirlos con las personas reales.

> *¿Qué significan esas formas distintas de actuar, pensar y sentir? ¿De qué nos sirve su conocimiento?*

Antes de todo, para un observador entrenado y atento, los Estados del Yo son relativamente fáciles de identificar, de reconocer en si mismo y en los demás individuos. Cuando yo uso mi *Adulto*, o estoy en mi Adulto, muestro serenidad, hago y digo cosas coherentes y que hacen sentido, tomo decisiones acertadas, hago planes realistas y factibles, cálculos correctos, etc.; cuando estoy en mi *Niño* básicamente expreso y actúo mis emociones y necesidades y cuando estoy en mi *Padre* actúo y opino de acuerdo con conductas y tradiciones, repito lo aprendido en forma estereotipada, lo que viene de generaciones, en alguna forma haciéndolo como mis progenitores y otra figuras parentales lo hacen o hacían en vida.

Podemos no solo identificar el Estado del Yo en que estamos actuando sino que podemos también identificar el Estado del Yo de nuestro interlocutor y monitorearnos de tal forma que podemos escoger el Estado del Yo que corresponde y más conviene en cada momento, en cada interacción humana. O sea, que tomando en cuenta el comportamiento perceptible podemos identificar el Estado del Yo en que se encuentran otros individuos en un momento dado. Al hacerlo podemos también intentar activar el Estado del Yo conveniente y necesario en nuestro interlocutor. Los mensajes serán intercambiados entre los Estados del Yo apropiados o convenientes, logrando así interacciones productivas.

En lo que respecta a los Estados del Yo, poseemos otros conocimientos que son de suma utilidad. Tal como sucede con todos los aspectos de la conducta humana, los hay positivos y negativos, o utilizados en forma positiva y constructiva o en forma negativa y destructiva. Es por tanto básico el conocimiento de los *aspectos positivos y negativos de los Estados del Yo*. Por veces el *Adulto* actúa contaminado por el Padre o por el Niño, o por ambos a la vez, de modo que las decisiones que tome no provienen realmente del Adulto como tal pero de un Adulto que está bajo la influencia de lo que está en el Padre internalizado y/o le gusta o necesita el Niño interno. El *Padre* tiene aspectos positivos manifestados o actuados en las conductas de un padre con autoridad y verdaderamente protector (Padre Protector o PP) que en forma emergente nos protege de hacer algo que nos pueda dañar, y aspectos muy negativos de un padre criticón, perseguidor, acusador y denigrante (Padre Crítico o PC); o en las conductas positivas de un Padre nutritivo, sanamente compasivo, cariñoso, responsable (Padre Nutritivo o PN), que a la vez que te protege te deja crecer y te da permisos para hacerlo, en oposición a un Padre sobreprotector, mimador en exceso, empalagador, asfixiante, salvador o rescatador (Padre Salvador o PS), que no te deja crecer y mas bien te da mandatos o instrucciones para no hacerlo. Volviendo al EY *Niño* podemos identificar las conductas positivas de un Niño natural, espontáneo, auténtico, gracioso (Niño Natural Positivo o NN+) o las conductas negativas de un Niño natural posesivo, excesivamente exigente, por veces hasta cruel (Niño Natural Negativo o NN-); podemos ver en acción a un Niño rebelde en forma apropiada y por una causa justa (Niño Adaptado Rebelde NAR+) o un Niño rebelde "sin causa", colérico, hostil, destructivo y disruptivo (Niño Adaptado Rebelde Negativo o NAR-); o de un Niño sumiso en forma apropiada, educado, sin perder la gracia y la espontaneidad del Niño Natural Positivo (Niño Adaptado Sumiso Positivo o NAS+); o a la inversa podemos tener que lidiar con un Niño miedoso, fóbico, en exceso tímido, ansioso, depresivo (Niño Adaptado Sumiso Negativo o NAS-).

En el *Estado del Yo Niño* podemos identificar conductas de transición hacia el Estado del Yo Adulto que designamos como el *Niño Intuitivo o pequeño profesor*, capaz de muchas intuiciones útiles y certeras. Correspondería a lo que habitualmente llamamos intuición. El individuo adulto con un Niño Intuitivo activo es una persona afortunada, pudiendo "ver" cosas que otros no podrán ver o intuir. Probablemente el Niño Intuitivo está presente en los nuevos descubrimientos e invenciones, en la creatividad en general. Lo que llamamos "viveza de ratón" e "inteligencia callejera" pueden ser la productividad de un Niño Intuitivo o Pequeño Profesor o Pequeño Científico. Por supuesto que el Niño Intuitivo también tiene aspectos y exhibe conductas negativas que pueden meter en problemas desnecesarios al protagonista y a su entorno. Tradicionalmente las mujeres tienen más intuición o un "sexto sentido" mas afinado que los varones. En situaciones de emergencia un Niño Intuitivo activo puede ser nuestra salvación o ser el facilitador no declarado de una buena y productiva sesión de terapia o conserjería (Niño Intuitivo Positivo o NI+), como puede ser también nuestro flagelo al ponernos sutiles trampas (Niño Intuitivo Negativo o NI-).

Transacciones

Otro instrumento formidable del AT son las *Transacciones* (T) en que hay intercambios de estímulos y respuestas entre Estados del Yo de dos o más individuos. Las intuimos cuando hablamos de las interacciones entre los Estados del Yo de dos o más interlocutores. Esos intercambios o interacciones pueden ser igualmente identificados y monitoreados visto que envuelven Estados del Yo, constituyendo por tanto conductas observables. Las Transacciones son la base de las opciones o de los estímulos a enviar y de las respuestas a dar. Cada respuesta es a la vez un estimulo que a su vez desencadenará una respuesta que funcionará como un nuevo estimulo y así sucesivamente hasta que el objetivo de la comunicación sea alcanzado. En vez de una comunicación a ciegas, a la zumba marumba, podemos desarrollar una comunicación monitoreada y productiva, que en el caso de las adicciones y de los Juegos Psicológicos en general nos pueden mantener fuera del Triángulo Dramático, o sacarnos de él, en una comunicación libre de Juegos Psicológicos que llevará progresivamente al retorno a la sanidad y con ella a la sobriedad. No todas las transacciones llevan a una comunicación fluida y productiva a través de mensajes claros. Las llamamos *complementarias* cuando el Estado del Yo estimulado es el que responde y *cruzadas* cuando el Estado del Yo que contesta no es el que había sido elegido para la transacción. Por ejemplo si yo pregunto la hora y mi interlocutor me la da, ello significa que el mensaje partió de mi Adulto hacia el Adulto de mi interlocutor quien respondió desde su Adulto (Transacción complementaria): si yo pregunto la hora y mi interlocutor me critica o me pregunta que me pasa que no ando mi reloj, él estará respondiendo desde su Padre Critica a mi Niño Adaptado Sumiso (Transacción Cruzada). Las transacciones cruzadas pueden ser causa de serios problemas, impidiéndonos o dificultando muchas veces alcanzar los objetivos planeados, pero pueden también, usadas con pericia, servir para salir de situaciones no productivas y de los Juegos Psicológicos. Si yo serenamente le insisto a mi interlocutor que lo que yo necesito es que me de la hora y que por favor me la de, o me la da o me la niega rotundamente, pero dejará de invitarme a entrar en su jueguito. Si el me cruza mi estímulo de A a A con una respuesta de P a N o de N a P, yo seguiré enviándole estímulos de mi A a su A hasta que el A de él tome una decisión y me de una respuesta clara, caso en que le daré las gracias. Lo importante, para no perder la sanidad, es no entrar en ningún juego psicológico, por benigno que este parezca.

Hay otros tipos de Transacciones. Las más sencillas son las T. simples complementarias antes mencionadas, en que entran apenas un Estado del Yo a la vez de cada interlocutor. Entretanto hay un tipo de Transacciones que puede ser tanto o más conflictivas que las T. Cruzadas "patológicas": son las *T. ulteriores*, que además de comprender más de un Estado del Yo a la vez contienen, conjuntamente con el mensaje aparente, un mensaje oculto o disfrazado que compite con el primero, casi siempre con ventaja al invitar sutilmente al interlocutor a hacer algo que no le conviene. Se usa en los negocios con técnicas de venta deshonestas y pueden jugar un papel preponderante en las conductas aditivas.

Habitualmente el ***mensaje aparente*** es verbal, el ***mensaje oculto*** es no verbal o es una insinuación expresada en forma verbal, y es el que puede generar conflictos al no ser fácilmente detectado por el receptor. Si yo invito a un amigo a tomar una copa puede ser una Transacción Adulto-Adulto, en apariencia simple y complementaria, pero si al mismo tiempo le guiño el ojo o hago un comentario tal como "bueno . . . una . . ." dicho con un deje de malicia, estoy sugiriendo que vamos por varias copas (T. oculta o ulterior Adulto-Niño). De esa forma una invitación a una copa termina en borrachera. Un corredor de bienes raíces puede dar información de Adulto a Adulto sobre determinada casa en la que el cliente está interesado, pero añadir el comentario "Tengo una más lujosa pero es muy cara para usted" (Adulto a Niño o Padre a Niño). El Niño del cliente engancha y puede contestar "Esa es la casa que yo quiero . . . olvidemos la otra", con lo que puede empezar su calvario, pues comprará la casa pero pronto realizará que la hipoteca es muy alta e impagable para su nivel de ingresos, tendrá gastos extras con la manutención de la piscina y del patio, las facturas de luz y agua vendrán más abultadas, requerirá mas esfuerzo su limpieza y manutención, los impuestos municipales serán más elevados, etc., etc. Para rematar, el mañoso vendedor le podrá restregar en la cara que le había advertido que esa casa era muy cara para él pero que el comprador se encaprichó y no le hizo caso . . . Los juegos psicológicos se inician, nutren y avanzan con este tipo de Transacciones no atendidas correctamente en tiempo y forma.

Posiciones Existenciales

Es importante el conocimiento de las *Posiciones Existenciales* (PE), otro instrumento del Análisis Transaccional de gran utilidad. Es de utilidad práctica reconocer nuestra valoración en relación a los demás y viceversa. Esa forma de vernos a nosotros en relación a los demás y de los demás en relación a nosotros es un rasgo bastante persistente en nuestra personalidad que se vuelve más evidente en ciertas circunstancias. La identificación de la Posición Existencial nos puede proporcionar en forma casi instantánea la evaluación del grado de estar bien o estar mal (okness u okeidad) en nosotros y en nuestros interlocutores. Clásicamente se consideran 4 Posiciones Existenciales:

1) *Yo estoy bien / Tu estás mal (+/-)* - Me veré superior y tendré la creencia que los otros merecen mi desprecio o necesitan mi ayuda, que las opiniones de ellos no valen y que no se pueden valer por si mismos, que los puedo hundir más o rescatar, usando preferentemente Padre Crítico y Padre Salvador en mi relación con los demás. Tendré tendencia a jugar "Te agarré desgraciado", "Solo trato de ayudar", "Si, pero", "Se alegrarán de haberme conocido", entre muchos otros en que mi grandiosidad, histrionismo y "paranoia" estarán de manifiesto.

2) *Yo estoy mal / Tu estás bien (-/+)* - En esta Posición Existencial podré sentirme miedoso, ansioso, incapaz e inseguro, concluiré que no podré lograr nada sin la ayuda de otros y buscaré como depender de ellos. Al intentar resolver sus problemas podré entrar en angustiosa confusión. Mi Estado del Yo predominante será mi Niño Adaptado Sumiso Negativo. Tendré tendencia a jugar "Estúpido" aunque yo sea muy inteligente, sentiré mi autoestima muy deteriorada aunque tenga méritos intrínsecos suficientes para sentirme orgulloso de mi mismo.

3) *Yo estoy mal / Tu estas mal (-/-)*. - Aquí me veré en las sin remedio, pues nadie tendrá la capacidad para ayudarme ni yo tendré la capacidad de ayudarme a mi mismo ni de beneficiarme de ninguna ayuda, tendré tendencia a usar preferentemente los aspectos negativos de mi Niño y a veces de mi Padre sentenciando que "mi caso no tiene remedio", no hay ayuda que me saque del hoyo. Asumiré una actitud nihilista que me puede eventualmente llevar al abandono de mi mismo, al suicidio

o a sucumbir más extremamente a alguna adicción. Las intervenciones heroicas, llevadas a cabo por el entorno con la ayuda de instituciones y hospitales, son habitualmente necesarias o ineludibles en estos casos.

4) *Yo estoy bien / Tu estás bien (+/+)* - Esta es la Posición Existencial tradicionalmente considerada normal. En ella supuestamente "no hay problema", todos somos igualmente capaces, lo que por supuesto no corresponde a la realidad y se trata más bien de una evaluación pueril. El autor considera esta PE como la adoptada en los episodios maniacos y en los estados de hipomanía crónica aunque el individuo se mantenga funcional y productivo a pesar del uso frecuente de la negación o *denial*

5) *Yo estoy bien, con mis cualidades y defectos / Tu estas bien con tus cualidades y defectos (+ y-/ + y-, o +-/+-).* Como la Posición Existencial anterior puede ignorar los aspectos negativos o limitaciones en nosotros y los demás pudiendo llevarnos a ver el mundo solo en bonitos colores y a usar de poca prudencia y razonamiento al tomar nuestras decisiones, algunos transaccionalistas pensamos que la Posición Existencial saludable y realista seria esta, usando nuestro Adulto al evaluar y balancear ambos aspectos en la toma de decisiones, evitando así ser victimas de espejismos. En esta PE se confirma el dicho que "aun en el cielo hay jerarquías", con mucha más razón en la tierra. Individuos éticos, realistas y honestos pasan la mayor parte del tiempo en esta posición y le reconocerán "a César lo que es de César" no atribuyéndose meritos que no tienen, siendo justos en sus evaluaciones de si mismos y de los demás individuos. Es la PE en que podemos colocar al estratega chino Sun Tsu (500 AC) cuando afirma que para salir victoriosos en una contienda necesitamos de conocernos a nosotros mismos y a nuestros oponentes.

Cuando llamados o aceptados como terapeutas o facilitadotes, la evaluación de la Posición Existencial del cliente o del afectado nos podrá indicar algunas de las estrategias a seguir en su recuperación. Un individuo en la Posición Existencial +/- tendrá tendencia a usar la defensa psicológica de negación *(denial)* y proyección con lo que buscará chivos expiatorios, y a proclamar que otros no podrán ayudarle o decirle lo que él tiene que hacer por no tener la capacidad de hacerlo, desconfiará de todo o casi todo lo que se le proponga, teniendo tendencia a sobrevalorarse a si mismo y subestimar a los demás. En la PE -/+ la tendencia del cliente es entrar en una relación simbiótica o de codependencia desde la cual fomentará la dependencia de los que se propongan ayudarle, pasando de la dependencia al objeto o conducta de su adicción a la "adicción" o dependencia de aquellos envueltos en su ayuda y los incitará a jugar el papel de Salvador, subestimándose y sobrevalorando a los demás. En la Posición Existencial -/-, el paciente tendrá tendencia a no creer en si mismo ni en nadie, asumirá una posición nihilista, derrotista, se revelará resistente a la motivación para el cambio, subestimándose y subestimando a los demás y, para intentar seguir viviendo con algo menos de angustia, se meterá más de lleno en su adicción pudiendo sucumbir a una sobredosis, a una conducta en extremo arriesgada que podrá resultar en suicidio o muerte accidental. En +/+ el individuo tendrá tendencia a pensar que todo está bien, que no hay problema, que las cosas se arreglarán por si solas, hará una sobrevaloración de los demás y de si mismo, verá su adicción como algo natural y aun intentará presentarla como la solución a todos los problemas de los que lo rodean. Finalmente, la Posición Existencial menos complicada, en que habrá más posibilidades reales de éxito es +-/+-, en que la evaluación de las cualidades y defectos propios y ajenos será más válida y le permitirá al afectado aceptar que necesita ayuda y podrá mejor identificar quien le podrá ayudar eficazmente, además de poder evaluar su propio potencial para rehabilitarse, para conocerse a sí mismo y a su facilitador o facilitadores.

Con todos los afectados por alguna adicción se podrá trabajar y obtener resultados positivos cualesquiera que sean sus Posiciones Existenciales respectivas, pero las estrategias para abordarlos tendrán que ser diferentes en cada caso para poder ser efectivas, además que los recursos a invertir variarán substancialmente de un caso a otro. Naturalmente que con recursos generosos se pueden lograr milagros más fácilmente que con recursos muy limitados.

Quiero aclarar que tal como hay individuos que cambian temporalmente de estado de ánimo, de la misma forma pueden haber cambios en las Posiciones Existenciales con variaciones en los estados anímicos, pero la tendencia de cada individuo es a volver a su Posición Existencial inicial o básica, como un rasgo de su respectiva personalidad.

Caricias

Otro valioso instrumento del AT son las *Caricias (C),* estímulos o reconocimientos que les damos a nuestros semejantes o que recibimos de ellos, y que harán aflorar en el acariciado emociones y pensamientos que servirán de refuerzo o debilitamiento a sus conductas *(Caricias condicionales o CC)* o le invitarán a sentirse querido y apreciado, o al contrario más infeliz de lo que se sentía antes si acepta la invitación a sentirse mal *(Caricias Incondicionales o CI).*

Ejemplos:

- Veo que sacaste varias Ases . . . Esta semana podrás ver TV y jugar con tu aparato de video hasta las nueve de la noche . . . después que termines tu tarea" (Caricias Condicionales Positivas o CC+)

- ¿Qué te pasó que sacaste una F? Esta semana vas a estar castigado y no podrás ver TV ni jugar con los juegos de video (Caricias Condicionales Negativas o CC-). Podrás volver a ver TV y jugar cuando traigas mejores notas y no saques más efes.

En realidad ambas caricias podrán llevar a resultados positivos, a como se pretende, en el primero caso reforzando la conducta positiva promoviendo emociones agradables que serán relacionadas con consecuencias positivas y éxito, en el segundo caso debilitando o extinguiendo la conducta indeseable o negativa y remplazándola por una conducta deseable o positiva, promoviendo temporalmente emociones desagradables que serán relacionadas con consecuencias negativas y fracaso. En el segundo ejemplo mama no solo definió el castigo con suspensión de privilegios sino que tuvo el cuidado de enunciar la conducta deseada y que será premiada una vez demostrado su cumplimento.

Entretanto las caricias pueden ser dirigidas al ser como tal sin mediar ninguna conducta para que sean dadas o recibidas *(Caricias Incondicionales o CI).*

"Te amo", "Te quiero", "Eres la alegría de mi vida", son mensajes de vida, que fortifican el ser y le refuerzan las ganas de vivir, que le invitan a sentirse

bien y confiado en si mismos, a querer y confiar en los demás. Son a la vez mensajes que también nutren al que los envía *(Caricias Incondicionales positivas o CI+)*. El autor de esas caricias tan nutritivas es probablemente una persona exitosa y feliz que reforzará sus emociones positivas cada vez que dé ese tipo de caricias, las que también lo (a) nutrirán a sí mismo.

En contrapartida: *"Te odio"*, *"Eres una basura"*, *"Nunca debías haber nacido"*, son mensajes muy negativos, destructivos del impulso para vivir y ser productivo, para amar y aceptar ser amado, además que son igualmente muy destructivos para los que los envían, envenenándoles más sus almas, debilitando sus mentes y cuerpos *(Caricias Incondicionales negativas o CI-)*. Si alguien me ataca de esa manera con ese tipo de caricias eso me indica que esa persona no está bien y quedará peor después de disparar ese tipo de hostilidad potencialmente letal.

Emociones

Íntimamente asociadas a las caricias están las *Emociones*, otro instrumento del Análisis Transaccional a que ya hicimos algunas referencias cuando hablamos de conductas y emociones adictivas, así como el papel de las emociones en la economía de las adicciones y en la dinámica de los Juegos Psicológicos. Para el AT las emociones sanas son las llamadas *emociones autenticas,* las que tienen lugar como respuesta a un estímulo actual (alegría, tristeza, ira, miedo). En el lenguaje del AT se le llaman *rebusques (rackets,* emociones rebuscadas o recicladas), las que pierden su relación directa con un estímulo actual y tienen más bien un origen histórico o relación con conflictos no resueltos (euforia, resentimiento, hostilidad, venganza, triunfalismo). Los rebusque son considerados emociones patológicas y parte intrínseca de los Juegos Psicológicos y de las Posiciones Existenciales patológicas.

En resumen: Una breve presentación como la que antecede puede dar una idea sobre los poderosos instrumentos del Análisis Transaccional para facilitar cambios positivos, pero no puede ser considerada suficiente para capacitar a los que deseen utilizar esos instrumentos. Para mayor ilustración se recomienda la lectura del libro básico de Análisis Transaccional *"Juegos en que participamos"* del Dr. Eric Berne, asi como otro de sus valiosos libros *"Los Argumentos que la Gente Vive""* y navegar por el Internet donde se puede encontrar bastante información al respecto, haciendo la salvedad que para aprender a aplicar los instrumentos del AT, el uso de opciones, el uso de la comunicación asertiva, etc., se necesita de un entrenamiento mínimo con alguien calificado, de preferencia a través de seminarios y talleres. Pienso que el lector puede desde ya sospechar el potencial rehabilitador que ofrecen los instrumentos enunciados.

El afectado de adicción necesita de todo lo que haya de positivo y nutritivo en su proceso de rehabilitación. Si queremos ayudar a alguien a rehabilitarse y a volver al camino de la sobriedad necesitamos ofrecerle lo mejor que esté a nuestro alcance.

OTROS INSTRUMENTOS Y ESTRATEGIAS DE CAMBIO

Comunicación Asertiva, Ética y Semántica

Una referencia a la *Comunicación asertiva* "es justa y necesaria". Es muy importante saber cuando y como decir **Si** o decir **No**, o aun **No se,** cuando y como usar las opciones necesarias. Del mismo modo es necesario manejar opciones que sean semánticamente correctas. Del mismo modo que la dinamita o la trinitroglicerina pueden servir para construir o destruir, también se puede usar y manipular la semántica, por lo que la *ética* es necesaria para el uso constructivo de cualquier instrumento de cambio, en especial la semántica. Lo mismo aplica para la comunicación asertiva, la cual, desafortunadamente, se puede usar en forma no ética, lo que el autor acostumbra llamar seudo asertividad o manipulación disfrazada. Una cosa es dar una información correcta o defender sus derechos con valor e integridad, usando la semántica adecuada, y la otra es usar una falsa asertividad para convencer a alguien, manipulándolo y desinformándolo. Con frecuencia, cuando vamos a hacer un reclamo a una oficina estatal o de servicios, ente autónomo, o privada, nos topamos con alguien en apariencia muy educado que ante nuestros reclamos nos repite "Yo comprendo", sin dar ni siquiera sugerir ninguna solución. Asertivamente, podemos decirle: "Que usted diga que comprende no me sirve para nada. Necesito que me de una solución aceptable, no que me comprenda". Y estar preparado para neutralizar el Juego Psicológico "Si, pero" que tiene por objetivo desterrar cualquier tentativa de encontrar una solución viable al problema que nos llevó a hacer el reclamo o a pedir ayuda.

La *semántica* nos enseña que enunciar lo que deseamos es más eficaz que enunciar lo que queremos evitar. *"Mantente sobrio!"* puede ayudar a lograr la sobriedad, en cuanto que *"No sigas bebiendo!"* puede sugerir al individuo a seguir bebiendo. No solo, el **No** es una partícula demasiado pequeña para impresionar la mente sobre todo si va acompañada del enunciado de una conducta con la que estamos muy familiarizados. En esa forma el *"No sigas bebiendo!"* es traducido por la mente del alcohólico a *"Sigue bebiendo!"*. Aquí tiene vigencia el adagio portugués que reza que *"Cuanto más se habla del diablo más rápido el diablo aparece"*.

Por tanto, **hablar a un adicto de su adicción** es **correr el riesgo de reforzarla.** Por el contrario, hablarle de sobriedad nos dará más posibilidades de que el afectado agarre la seña y se vaya familiarizando con la sobriedad y el concepto que la representa, dejando de lado la adicción o pasándola a segundo plan. Los facilitadores de un afectado necesitan de usar comunicación asertiva con buena semántica. Ante todo, necesitan de trasmitir mensajes claros y positivos, nutritivos que le sirvan al afectado de guía para recorrer exitosamente el camino que lo llevará a la abstinencia primero y a la sobriedad después.

Es conveniente y necesario hacer énfasis y aclarar que al usar *asertividad* o *ser asertivo* se requiere ser honesto, expresar su reclamo con claridad y tenerlo bien fundamentado y no basado en el deseo de obtener alguna ventaja sin tener para ello una base sólida y aceptable. En la comunicación con un cliente, familiar o amigo del afectado de adicción debemos ser muy cautelosos y no usar maniobras manipulativas, pues además de no ser éticos nos colocaría en franca desventaja ante alguien que por definición es experto en manipulación, incluyendo en el uso de seudo asertividad. El autor tiene por norma no discutir o argumentar con alguien adicto a la argumentación queriendo imponer su versión o verdad que yo se de antemano estar viciada de falsedades. Lo dejo que argumente solo, pues de otro modo entraría en su juego. *Si lo considero terapéutico y oportuno puedo explicarle respetuosamente el por qué no sigo argumentando. En ocasiones, resulta más efectivo usar una pizca de humor. "No veo el punto de seguir argumentando. No veo como poder transmitirle la información que estimo le hace falta para poder ayudarse"* . . . Intervenciones de este tenor han por veces logrado retomar el diálogo con transacciones complementarias.

Las Fuentes de Poder

Podríamos enumerar otros instrumentos de cambio. A las *opciones* les dedicaremos un capítulo aparte. El **poder personal** para efectuar o facilitar los cambios, y de esa forma hacer efectivos los instrumentos de poder para facilitar o efectuar los cambios, se deriva de las diversas *fuentes de poder* de que disponemos y que podemos resumir en cuatro: *Bienes Materiales*, *Tiempo*, *Información*, y *Caricias y Emociones*.

Usado en forma positiva, ética, el poder personal es productivo, genera riqueza y bien estar—es el *poder personal productivo (ppp)*. Utilizado en forma negativa, no ética, o no usándolo, el poder personal es destructivo, no productivo, genera miseria y malestar—es el *poder personal destructivo (ppd)*. En las conductas adictivas se utiliza pródigamente el ppd, en la sobriedad y rehabilitación se hace uso generoso del ppp.

La *Información* incluye no solo el saber que hacer pero también: como, cuando, por qué, para qué, donde, para quien y con quien hacerlo—incluye la capacitación para usar la información. Un sabio sin capacitación es apenas un sabio del *qué* y difícilmente será un agente de cambio efectivo si no aprende el *cómo* y el *cuando*. Los adictos, los distribuidores y empresarios del negocio de las drogas usan la información en forma no ética, desinforman y manipulan, mienten y engañan a saciedad y en forma irresponsable y tramposa, para hacer avanzar la adicción y hacer prosperar el negocio. En la promoción de la sobriedad y en la rehabilitación de los afectados por las adicciones, se hace amplio uso de la información veraz, honesta para en forma responsable capacitar y empoderar a los que escogen mantenerse sobrios o volver a serlo

Los **Bienes Materiales** no necesitan de mucha explicación, pues todos sabemos lo que son, como también sabemos para lo que es bueno y malo el codiciado, y a la vez vilipendiado dinero, y el poder que confiere el poderoso caballero Don Dinero. Es oportuno, por tanto, recordar que no todo el poder está en los bienes materiales así se llamen dinero o el trigo que los romanos necesitaban para ser proclamados imperadores., aunque necesitaban algo mas que trigo. Necesitaban de astutas arengas (Información, caricias y emociones). Tiempo les sobraba para poderlo usar. La cantidad de información que se prodiga en las campañas electorales de nuestros días no llegaría al gran público de electores si los candidatos no tuvieran acceso a grandes sumas de dinero. Lo mismo que en la vieja Roma.

El **Tiempo** es muy valioso en los días de hoy de economía planificada y globalizada, es un valuable comúnmente convertido en dinero, información y capacitación, caricias y emociones. Con el Tiempo se adquiere lo mismo que se adquiere con el dinero, solo que para ser más efectivos los dos bienes tienen que ser combinados y coordinados. El candidato que quiera aumentar sus posibilidades de ser electo tendrá que contentarse con dormir escasas horas, lo mismo que el estudiante que quiera aprobar sus exámenes. El asalariado tendrá que marcar en tiempo su entrada y su salida del plantel si quiere recibir salario completo y aumentar sus posibilidades de retener el puesto. Tal como el dinero, el tiempo necesita de ser manejado adecuadamente para con él adquirir riqueza en vez de ir a la quiebra o vivir crónicamente en ella. Despilfarrar tiempo es igual a malgastar el dinero, y tan ladrón es el que me hurta mi dinero como el que me roba mí tiempo. Es menester recordar que todos recibimos la misma cantidad de tiempo, siendo la riqueza y la pobreza dependientes en gran parte de cómo usemos nuestro tiempo y el de los demás. El desprecio por el tiempo es una constante en los países donde predomina la pobreza, en cuanto que el uso juicioso del tiempo y su adecuada estructuración son elementos culturales de las sociedades prósperas y "ricas" en bienes materiales y de consumo, en infraestructura, educación, etc.

Lo mismo podemos decir de la **Información**, la cual algunos usan juiciosamente y otros usan para lucubraciones sin sentido práctico, casi siempre al no saber como usarla, deleitándose apenas en su atesoramiento o no dándole la importancia que se merece, o no atribuyéndole su valor numismático. En el mercado de valores, la información puede ser altamente cotizada a tal punto que hay organizaciones para robarla o deformarla y confundir su significado, más frecuentemente en los espionajes militar, político e industrial. Su uso deshonesto más evidente es la *desinformación*. No quiero omitir una anécdota relacionada con el valor de la información: En una gran fabrica o factoría se habían parado todas las máquinas y ninguno de los expertos llamados a resolver el problema pudieron identificar la falla. En el desespero llaman a un ingeniero, el que observó, hizo una rápida evaluación de la situación, sacó un pequeño martillo de una maleta, propinó un martillazo a una pieza de la máquina lo que puso a funcionar todo el engranaje. Cobró 50.000 dólares. "¿Por qué tanto si lo único que hizo fue llegar y dar un martillazo?" En el desglose de la cuenta se leía: "100 dólares por el martillazo, 49.900 dólares por saber donde dar el martillazo". En una reunión de ejecutivos de treinta minutos de duración alguien pudiera cobrar 50.000 dólares (500 por la media hora, 49.500 por la información revelada). Así es la vida. La quistión está en saber el valor de lo que se posee y cobrar el justo precio.

Las **Caricias** como fuentes de vida e instrumentos de modificación de la conducta, y las **Emociones** como manifestaciones de la vida misma, se combinan y potencian eficazmente con todas las otras fuentes de poder por lo que su conocimiento y uso ético son igualmente de suma importancia.

¿Qué tal que alguien te dijera?:

- Se que eres una persona capaz y responsable y por eso quisiera que me hagas tal o cual cosa, la que necesito para mañana a esta misma hora, pues contando con tu capacidad, y tomando en cuenta la extensión y complejidad de la tarea y mi urgencia en su ejecución, te ofrezco mil dólares de los que te entregaré ahora mismo un adelanto del cincuenta por ciento . . . La compra de materiales y su acarreo corren por mi cuenta, solo tienes que presentarme las facturas . . .".

En circunstancias diferentes tu podrías disponer de tres días o de tiempo casi indefinido para completar la tarea por la que recibirías no más de trescientos dólares, con regateo de por medio, etc. En vez de eso alguien valorizó tu saber, habilidades y tiempo, y te supo motivar otorgándote el debido reconocimiento en dinero y caricias. No te hicieron un regalo, te pagaron lo que merecías. El que te contrató salió ganando porque lo serviste bien en el tiempo que le urgía, etc . . . . Fue una transacción ganar-ganar. *Es de suma importancia que le digamos al que queremos ayudar cuanto valorizamos sus méritos y cuanto confiamos en sus posibilidades de ser exitoso* El resto de los comentarios se los dejo al lector.

Expuestas someramente las principales fuentes de poder personal haremos a continuación algunas observaciones sobre su relación con las adicciones y con la sobriedad y el retorno a la misma. El adicto sabe explotar a lo máximo las diversas fuentes de poder para lograr sus objetivos—alimentar y mantener su adicción o adicciones (ppd). La mayor parte de todo lo que posea o logre obtener será dedicado y consumido en su adicción. Para lograr rehabilitarse, el afectado necesitará de mucho menos recursos para lograrlo, pudiendo en esa forma satisfacer otras necesidades personales y de su familia que habían sido descuidadas (ppp). Usando un enfoque cognitivo conductista, el facilitador podrá trabajar con su cliente en la forma productiva de cómo explotar las fuentes de poder personal y usar los recursos obtenidos en forma productiva. El uso de los conocimientos del AT podrá serle de gran ayuda.

Las Opciones

Opción significa elección. **Elegir** significa preferir, escoger entre una serie de posibilidades. Con frecuencia se habla de elegir entre el bien y el mal, entre una cosa y otra. En la vida real estamos constantemente eligiendo, escogiendo algo en vez de otra cosa o idea. La elección puede hacerse también entre lo que nos gusta y no nos gusta, entre lo que nos conviene y no nos conviene. Muchas veces nos sentimos indecisos y frustrados por que hesitamos sobre que escoger o elegir. No realizamos que elegir o escoger significa tomar una cosa o concepto y renunciar a los demás que entraron en la competición. Como comúnmente se dice: "Para ganar hay que perder", en el sentido que si yo obtengo algo tengo que dar algo en cambio, aunque sea una caricia de agradecimiento. *"There is no such thing as a free meal"* (no hay almuerzo gratuito), dicen nuestros amigos norteamericanos. Para vencer la angustia o disipar la ansiedad, a veces torturante, elegimos sin pensar o sin pensarlo detenidamente o nos aferramos a dos cosas o ideas con frecuencia antagónicas. De allí las elecciones y decisiones precipitadas no dándole tiempo a la razón de serenarse y tomar cartas en el asunto, dejando que las emociones lleven la batuta y dirijan la orquestra o cadena de acontecimientos, en vez de hacerlo la razón.

Pregunta: ¿Lo que nos gusta es siempre lo que nos conviene?

No siempre. Nuestras emociones no siempre son el mejor criterio para elegir con acierto. Las emociones son inevitables e indispensables, son la esencia de la vida misma, pero es necesario que ejerzamos sobre ellas un cierto control.

Probablemente el problema de las adicciones empieza cuando, siguiendo nuestra emociones, elegimos lo que nos gusta aunque no nos convenga, sin medir las consecuencias que nos traerán ese tipo de elecciones, habitualmente siguiendo decisiones precipitadas en que la reflexión y el sentido crítico no estuvieron presentes. El Niño hedonístico y el Adulto contaminado se encargaron de la decisión en vez de haberla hecho un Adulto responsable, no contaminado. Si nuestro Niño interno nos susurra con inocente apariencia "Esto me gusta y esto quiero!" nuestro Adulto, nuestra razón, debe tomar una decisión al respecto que será basada en la evaluación de la conveniencia y del riesgo. Muchas veces complacemos, cediendo aun cuando estamos concientes del daño que ello nos puede acarrear. Si hay una adicción de por medio (Niño negativo) la seudo lógica del Adulto contaminado aprobará la acción impropia aunque el Adulto sano, (el Adulto OK), no esté de acuerdo. El rol del facilitador es fomentar el uso del Adulto sano y del Niño igualmente sano, fomentado así la capacidad para postergar las gratificaciones reclamadas por el Niño sin que este se frustre al punto de sabotear el proceso de rehabilitación.

En materia de adiciones, como en lo que respecta a otras conductas conflictivas, la **prevención** debe de ser la primera línea de defensa, para lo que necesitamos de tener nuestros sentidos bien afinados y nuestra razón bien clara y activa. *Es menester que percepción y razón formen un formidable equipo capaz de detectar y hacer abortar cualquier peligro.* Las emociones deben de estar sometidas al escrutinio de ese equipo de vigilantes, mejor dicho, *percepción y razón deben necesariamente detectar cada emoción que tenga el potencial de poner el organismo en peligro.* Pienso que todos hemos alguna vez escuchado la justificación *"se dejó llevar por sus emociones"* o *"me dejé llevar por mis emociones".* Suena muy enternecedor pero no sirve como excusa o justificación de una conducta impropia. Es una mala excusa.

Es mi opinión profesional que *todo aquel o toda aquella que hace algo que le gusta aunque no le convenga, aunque diga que se está dejando llevar por sus emociones, debe ser responsable de sus actos.*

El problema mayor reside en la idea de que "si me gusta entonces es bueno", y más implícitamente todavía, a un nivel menos conciente, resultará efectivo el corolario que dará el visto bueno y rienda suelta al actuar de inmediato sin la mediación del razonamiento.

Ejemplo:

- ¡Prueba esto, veras que chévere!

- A ver, pues . . . Hum . . . Me gusta . . . Está chévere . . . Déjame probar otra vez . . . (1)

Cheverísimo . . . En la mayoría de los casos, como en el caso que empezó con una orden disfrazada de invitación, no aflora una evaluación de las posibles consecuencias que se derivarán de aceptar la gentil invitación. En vez de ser el Adulto responsable del invitado el que toma la decisión, lo hace el Niño hedonístico e irreflexivo. No escuchamos al "invitado" a probar hacer una sola pregunta sobre lo que se le estaba ofreciendo. Lo que en definitivo nos dio mala espina. Nos sentiríamos menos pesimistas, y aun optimistas, si hubiéramos escuchado una respuesta optativa, algo así como:

- Dime, ¿qué es lo que me estás ofreciendo? Talvez sea chévere para ti pero eso no significa que lo sea para mi. Necesito un mínimo de información sobre esa cosa que me estas ofreciendo antes de decidir si lo voy a probar o no, y si es tan chévere como tu lo dices con aparente convicción . . .

- "Te agradezco tu interés en que yo me sienta bien con lo que a ti te gusta, pero quiero que quede bien claro que lo que es chévere para ti no tiene que ser chévere para mí y que lo que te gusta a ti no tiene que gustarme a mi . . . (2)

El invitado hubiera activado su Adulto y lo hubiera encargado de llevar la voz cantante. Lo haría con asertividad, usando una buena opción desde una Posición Existencial realista (+-/+-).

Es posible que si padres y maestros mantuviéramos una comunicación fluida y válida con nuestros hijos y alumnos desde antes que la calle empiece a tener influencia decisiva sobre ellos, talvez nuestros muchachos y muchachas estarían preparados para responder a la invitación en una forma asertiva a como es ejemplificado en la respuesta optativa (2) que sugerimos arriba. Probablemente la potencial victima no hubiese sido tomada desprevenida y hubiera dicho *¡No!* a la invitación a probar. La prevención hubiera sido efectiva y el aparente amigo no hubiera insistido. La labia de un pillo *pusher* es difícil de resistir solo si no se está preparado, apertrechado con un sistema de alerta ante el peligro y una **dotación de opciones**, de respuestas coherentes y protectoras de los intereses personales y no de complacencia con los intereses del embaucador.

La primera respuesta (1) indica sumisión, dependencia, necesidad de complacer y ser complacido, ausencia de criterio personal y de estima de si mismo, augurio de malas noticias para un veleta, un papalote sin cola, una persona que no sabe lo que quiere e irá por donde lo lleven. Un candidato perfecto a sucumbir al abrazo de los inescrupulosos traficantes de drogas y a caer en las garras de la adicción. Sugiere una Posición Existencial "Yo estoy mal / Tu estás bien" (-/+) y la preponderancia del Niño Adaptado Sumiso negativo y del Niño Natural negativo, hedonista, incapaz de retardar la gratificación de sus deseos o impulsos. El Estado del Yo Adulto responsable no se presentó como correspondía para tomar una decisión acertada. Las caricias que recibió del pusher fueran falsas, de adulación. Pronto entrará en el Triángulo Dramático y se hará un experto Jugador, en una relación simbiótica o de codependencia de la cual difícilmente se podrá salir. Las puertas del infierno en la tierra se le abrirán de par en par después de un transitar fugaz por el paraíso artificial. Un regalo más para el insaciable Lucifer y asociados.

La segunda respuesta (2), en contrapartida, sugiere independencia de criterio, autonomía, estima de si mismo, conducta y comunicación asertivas, capacidad y determinación para autoprotegerse. Capacidad y destreza para usar opciones protectoras. La Posición Existencia era sin duda la realista (+-/+-), el Estado del Yo a cargo del diálogo fue sin duda el Adulto responsable y alerta escuchando a sus Padres positivos internos—el Padre Protector *("¡No aceptes, no pruebes! ¡No lo hagas!)* y el Padre Nutritivo *("Te quiero y no quiero que te hagas daño")*. Cuando se han internalizado ese tipo de mensajes, el éxito en la vida está garantizado. Augurio de buenas noticias para alguien que sabe lo que le conviene para beneficio propio y no para complacer a nadie a costa de su propia autonomía e integridad. Augurio de una vida en sobriedad. El infierno no será su destino. Tendrá el camino libre para triunfar como persona de éxito, tendrá muchos ángeles guardianes ayudándole, protegiéndolo.

Pensando en términos de *prevención* para los aun no iniciados o para los novicios que aun no hicieron votos de fidelidad a la droga o a la conducta adictiva, el consejo es que *usen la razón antes de dar el próximo paso*, que tomen como paradigma la respuesta (2) y todas sus variantes, que son muchas, en número casi infinito. Lo importante es que estén articuladas semánticamente correctas. Que el mensaje sea claro y unívoco, y no confuso y ambiguo. Es mas fácil deshacer un compromiso de coqueteo que un compromiso formal de noviazgo o matrimonio, más difícil aun es deshacer y salirse de un matrimonio ya formalizado, sobre todo cuando hay de por medio hijos, intereses comunes y otros compromisos adquiridos. *Los compromisos de un adicto con el mundo de la adicción están mas fuertemente cimentados que los compromisos matrimoniales*. Eso explicaría lo difícil que resulta salirse cuando ya se está adentro del ciclo vicioso de la adicción, comprometido hasta el tuétano, "hasta el bollo" como suele decirse en Nicaragua.

¿Hay posibilidades reales de salirse de semejante embrollo como lo es la adicción? ¡Si, las hay! A través de opciones disponibles. Revirtiendo el proceso. *"Las cosas se deshacen a como se hacen"*.

FACILITANDO EL CAMBIO

Relación Facilitador—Facilitado: El Arte de la Facilitación

Cuanto más sencillez mas efectividad, mayor rendimiento. La estrategia usada por el reclutador o reclutadores fue sencilla. "Prueba, vieras que chévere". Si esta fue la invitación para entrar puede funcionar como invitación para salir. O para empezar a retroceder y avanzar en una dirección diferente, la que lleve a la abstinencia primero y eventualmente a la sobriedad más adelante. Al "*bull shit*" seductor de la invitación inicial a probar, y de ahí empezar a circular por la amplia pista de la adicción, podemos contraponer una invitación sincera a permanecer o pasarse al sendero de la sobriedad.

- ¡Te quiero y te invito a que me acompañes a recorrer el camino hacia la sobriedad!—talvez no exactamente con estas palabras pero con una serie de opciones con significado similar.

Como parte de su armamentarium como consejero y terapeuta el autor empezará por hacerle honor a **Sun Tzu**, estratega chino que vivió cerca del año 500 AC, en la época de los grandes filósofos, con Confucio probablemente como su contemporáneo y Lao Tse que lo precedió de un siglo. Fue también la época de los grandes filósofos en Grecia: Sócrates, Platón. Aristóteles, Diógenes, entre otros. Sun Tzu probó en el terreno, en el campo de batalla, que sus conceptos eran validos. Los expuso en su libro o tratado ***"El Arte de la Guerra"***.

¿Qué sentido tiene que metamos estrategias de guerra para ganar "batallas" en el campo de la conducta y de la salud mental? *La guerra no es más que una competición sui generis, como competiciones sui generis son todas aquellas interacciones humanas en que hay victorias, derrotas y empates.* O, como se le atribuye a una ancianita haber afirmado "Guerra es guerra!", cuando la quisieron descalificar por ser vieja. Sun Tzu advierte que:

Si quieres ganar una batalla no ataques lo que está fuertemente defendido ni defiendas lo que está siendo fuertemente atacado.

El autor ve en este *postulado la clave para la mayoría de las psicoterapias, consejerías, mediaciones, negociaciones en general, y de capital importancia en la rehabilitación de individuos afectados de adicción.*

Es difícil toparse con algo tan fuertemente defendido como lo es una adicción y con nadie tan fuertemente barricado como un adicto. Un ataque frontal resultaría en desastre, como sucede habitualmente. Un adicto es una persona muy frágil, se siente muy fácilmente atacado o amenazado en su engañosa ciudadela amurallada que él defenderá "como gato panza arriba" cuando intuya una amenaza a lo poco que le queda, el mundo de su adicción. En él manda un Niño temeroso y a la vez arrogante y manipulador que no escucha razones a menos que estas vengan de alguien que sabe lo que dice y lo diga con propiedad.

El mundo de la adicción es el único mundo donde el adicto sabe moverse y donde cree tener asegurada alguna posibilidad de sobrevivencia y gratificación. Le teme a la libertad. Le teme a un mundo que dejó de ser el suyo.

Además que el estilo de vida adoptado en función de su adicción se vuelve parte integrante de su identidad, la que te indica quien eres, de donde vienes y para donde vas. A la medida que su adicción fue aumentando, que se fue agravando, su visión del mundo se fue estrechando, se fue apartando del mundo real o del mundo regulado por el sentido común.

Muy pocas cosas le harán sentido al adicto si no están relacionadas con su percepción sui generis del mundo y sus propias necesidades, las cuales, en su mayoría están relacionadas con satisfacer las demandas de su dependencia a la droga o a la conducta adictiva.

Sus actividades mental y motora solo orbitarán en torno de sus necesidades, las que constituirán su centro de gravitación. De esa forma, un alcohólico o dipsómano defenderá su alcoholismo y buscará como suplirse de lo necesario para satisfacer sus necesidades hedonísticas, mantenerse alejado de las presiones que da la responsabilidad y evitar los síntomas de abstinencia. Algo parecido harán el cocainómano, el mariguanómano, el adicto al poder o a controlar, el cleptómano, el trabaholico, el ladrón compulsivo, el asesino compulsivo, el hartón, el apostador compulsivo, el vagabundo, etc.

La adicción consiste en repetir compulsivamente lo que les gusta hacer, a veces lo único que saben hacer los adictos, disfrutándolo, sin miramientos por las consecuencias sobre ellos mismos y los demás.

El adicto repetirá un acto antisocial tras otro, romperá el pacto social jurando que está en su derecho de hacerlo, o sea, de hacer lo que le venga en gana. (Es hasta capaz de invocar la Primera Emenda de la Constitución USA)

¿Y los derechos de los demás? Muy bien gracias. Ellos no cuentan para los adictos, quienes reclaman todos los derechos para sí mismos.

Para el adicto, los demás solo existen en la medida en que satisfacen sus necesidades.

Los "derechos" de terceros están limitados al deber de complacer al adicto, quien cree que todo se lo merece, a quien todo se le tiene que dar. Si no se lo das se lo tomará sin padecer remordimientos. Satisfacer las demandas de la adicción está primero que todo. Primero que la esposa, la novia o novio, la madre, el padre, el hermano o hermana. Al no tener planes a largo plazo, el adicto no ve más allá de su nariz. Conciente de su poder de manipulación, el adicto se cree omnipotente. Jugar limpio conlleva dar a otros la oportunidad de ganar al respetar sus derechos. El adicto no se arriesga a jugar limpio y defenderá a capa y espada lo que cree son sus derechos, haciendo uso de toda la seudo lógica disponible.

Parapetado en una fortaleza tan fuertemente defendida, ¿quien se atreverá a tacar al adicto? "Atacar" al adicto o su adicción seria un error garrafal, equivalente a un suicidio psicológico al no tolerar la frustración fruto del fracaso, y es el error que cometen la inmensa mayoría de los que albergan la fantasía de poder "ayudar". ¿Qué hacer entonces? Conceptualmente muy sencillo: *si Eduardo tiene una adicción yo implementaré mis estrategias para ayudarle a Eduardo, no para atacar su adicción ni para atacar al adicto en Eduardo.* ¿Pero entonces Eduardo y el adicto no son la misma persona? Pues vieras que no. Eduardo probablemente sufre, está afectado, es el individuo afectado, es infeliz, quisiera estar bien, estar libre de la esclavitud de la droga, no tener problemas familiares, laborales, sociales., ser visto y tratado con respeto, etc. Al adicto en Eduardo todo le vale, pero Eduardo quiere ayuda para librarse del intruso que parasita su vida y existencia, solo que tiene miedo a aceptarla y perder lo único que él conoce bien y en quien "confía", que es su adicción.

Por esa razón, para ayudar a Eduardo yo debo enfocarme en Eduardo y buscar su cooperación para ayudarlo a rehabilitarse, sin atacar al adicto en Eduardo.

Puedo atacar o estimular todo lo positivo en él, pues Eduardo no se defenderá. Necesitaré de mucho tacto, de mucha prudencia, de mucho amor para que el adicto no sabotee a Eduardo y para que Eduardo vea las ventajas de volver a la sobriedad. Es necesario tener mucha empatía hacia Eduardo para que él la perciba y se sienta comprendido y protegido en vez de sentirse agredido. Hay varios casos en el libro del autor *Confesiones de un Psiquiatra, Parte IV,* que pueden servir de mucha ayuda a comprender el valor de estas estrategias: *"A Little Bit, Almost Nothing—Un Poquito, Casi Nada"* (arriba trascrito en su totalidad); *La Bella y la Bestia*; y *Una Gran Mujer,* son probablemente los más característicos en ejemplificar el uso de la empatia y de las opciones, además de la aplicación práctica de los postulados de Sun Tzu. En esos casos, como en otros, se atacó lo que no estaba defendido en el paciente o en el afectado de adicción y no se defendió lo que era puesto bajo ataque en el autor y su staff. Es oportuno notar que el autor tenia aliados efectivos en su equipo y lograba establecer alianzas con los aspectos sanos de los individuos tratados, de tal modo que la sanidad iba ocupando el lugar cedido por la insanidad hasta revertir las proporciones, con las mutaciones del Yin e Yang. A este respecto refiero de nuevo al lector para la lectura del capitulo "El Yin y el Yang" consignado en la parte II de *Confesiones de un Psiquiatra.* En *Maria Novelia,* una novela del autor en el proceso de ser publicada, capítulos 25, 26 y 27, hay material que puede ser de gran ayuda.

Obtener la cooperación de Eduardo me lleva a considerar la importancia de los *aliados,* quienes son de suma importancia y parte integrante de las mejores estrategias a como lo recomienda Sun Tzu. Las alianzas llevaron el sobrio a la adicción. Aliados convincentes. En la prevención y rehabilitación necesitamos igualmente formar alianzas que compitan eficazmente con las alianzas anteriores. El equipo que logre movilizar la colaboración del afectado tendrá todas las posibilidades de salir victorioso o exitoso. El afectado será por consiguiente el mejor, el más efectivo aliado. El afectado es Eduardo, afectado de un mal terrible que es la adicción y de la impotencia para dejarla a un lado si actúa solo, si no tiene aliados. Se le siguen las personas de su entorno inmediato para engrosar las filas de sus aliados. Estas necesitarán de estar capacitadas para ser miembros efectivos del equipo que ayudará a Eduardo—no del equipo que supuestamente combatiría la adicción, como comúnmente y torpemente se cree hacer y que terminan siendo aliados del adicto—pues de otro modo serán obstáculos a ayudar al candidato a adicto a mantenerse en el sendero de la sobriedad o ayudar al afectado por la adicción a retornar a ese sendero. Tanto en el *sobrio en peligro* como en la *victima de la adicción* hay alguien que aceptará esa ayuda si esta es ofrecida e implementada en forma adecuada.

El adicto es un molino de viento quijotesco cuyas aspas podrán despedazar a cualquier Quijote confrontativo.

Eduardo podrá ser Don Quichote o Sancho Panza. Recordemos que Sancho Panza obedecía a su alienado amo, el que antes de su muerte recobró la cordura, si aceptamos las aserciones de Miguel de Cervantes. ¿Cuánto habrá contribuido a esa metamorfosis la cordura y sencillez de Sancho? Miguel de Cervantes no nos presenta a un Sancho confrontativo pero razonador, no lo describió atacando frontalmente las locuritas de su amo aunque estaba muy conciente de ellas y que constituyan la adicción de su amo, sino que llamándole la atención con amor y sencillez. Don Quijote de la Mancha era un adicto a las novelas de la caballería romántica, adicto a un misticismo algo común en su tiempo. Actuaba su misticismo salvador predicado por esas novelas en que pretendía enderezar entuertos montando un caballo flaquísimo que a duras penas lo aguantaba—su flamante Rocinante—y usando una espada, la que a duras penas podía sostener, mucho menos manejar con destreza. Una bacinilla como yelmo completaba los adornos de su triste figura. El descabellado Don Quijote presentado por Cervantes hacia todo tipo de disparates para satisfacer sus necesidades emocionales de enderezar entuertos, pero había en él un Quijote que escuchaba a Sancho y que terminó entrando en razón. Miguel de Cervantes y Saavedra decidió matar a Don Quijote cuando este ya había recuperado la cordura, cuando probablemente ya se había identificado con su singular escudero. Cuando ya estaba rehabilitado. Ese final hubiera sido diferente y Don Quijote hubiera seguido viviendo en la cordura, probablemente ayudando a otros caballeros andantes despistados si a Miguel de Cervantes no se le hubieran agotado las ganas para seguir escribiendo sobre el pintoresco hidalgo de la Mancha. Lástima que no lo siguió haciendo pues ciertamente nos hubiera legado algo muy valioso para ayudar a los que dejaron el sendero de la sobriedad y más tarde decidieron o aceptaron volver a él. Si Dios me da vida, vena y salud, me atreveré a presentar a Don Quichote de la Mancha, al Don Quijote que recuperó la sanidad mental para que dé tantos testimonios cuantos sean necesarios para ayudar a otras ovejas descarriadas. Cuando yo finalmente tuviese que matarlo—lo que pienso no llegaré a hacer—en su tumba alguien escribiría un epitafio bien diferente del que supuestamente figura en su tumba actual. Algo así como: *"Aquí yace el noble hidalgo que por un tiempo anduvo con los cables cruzados pero que logró recuperarse y servir a sus conciudadanos usando la sabiduría que le proporcionaron las lecciones de las experiencias vividas durante sus locas aventuras"*. La verdad es que no necesitaré de resucitar a Don Quijote, pues Don Quijote no ha muerto y pronto relataré nuestros encuentros. Miguel de Cervantes simuló su muerte tal vez para salvarlo de la Inquisición. Pronto pondré un rótulo bien visible en su oficina de rehabilitación de adictos.

Necesitamos a un Don Quijote sano y limpio de adicciones para dar a conocer el testimonio de su vida como *"recovered addict"* (adicto rehabilitado). Todos tenemos que morir algún día pero seria bueno hacerlo después de haber saldado, sino todas, por lo menos la mayoría de las cuentas pendientes con nuestros semejantes y con el Creador. Tal como el Don Quijote rehabilitado dio su testimonio, así también dará su testimonio Eduardo y con ello ayudará a otras almas en pena.

Aliados valiosos de Eduardo serán todos aquellos aspectos positivos del afectado y de las personas de su entorno, y profesionales calificados y disponibles para ayudar. No los que *"solo tratan de ayudar"*, sino los que realmente pueden ayudar al estar capacitados y motivados para hacerlo, y lo harán sabiendo lo que hacen, no improvisando y haciendo cualquier cosa que se les ocurra. *"Solo trato de ayudar"* es la forma airosa o falsamente sumisa o pasiva-agresiva con que se justifica el que mete la pata jurando que está ayudando. No deja de ser un jueguito psicológico algo maligno al punto que en la sabiduría popular existe esa percepción a tal extremo que lleva a algunos a defenderse de volverse victimas de ese juego macabro saliendo al paso del "ayudador" ordenándole perentoriamente: *"¡No me ayude, compadre!"*.

"Tratar de ayudar" a un adicto resultará en ayudarlo a que se hunda más, refundiéndolo en el abismo donde se encuentra. Refundir la astilla en vez de extirparla o removerla. Con tales amigos no se necesitan enemigos. La intención puede ser buena, pero si la persona no está capacitada para ayudar, su "ayuda" será contraproducente. Además que la ayuda se perderá si es dirigida al adicto, pudiendo dar frutos si es dirigida al individuo afectado de adicción, al infeliz Eduardo, esclavo cautivo de la adicción, primeramente a la marihuana, después marihuana y coca olida, finalmente también a las bebidas alcohólicas, al crack y al juego de mesas (cartas, dados y ruleta en los casinos), luego a los narcóticos. Antes de sucumbir a la adicción, de vez en cuando Eduardo apostaba en las maquinas tragamonedas haciendo apuestas máximas, de las que escaló a los juegos de mesas (black jack, poker, ruleta, dados). Aun que nunca se comprometió seriamente en el negocio de drogas, en varias ocasiones tuvo que arriesgarse con el tráfico ilícito para poder hacerle frente a los astronómicos gastos con drogas y juegos de azar. Habiendo cumplido ya 38 años, Eduardo no había podido constituir una familia, aunque en varias ocasiones lo había intentado. Logró graduarse en Administración de Empresas "por la tangente". Ha logrado mantener un trabajo, aunque en varias ocasiones estuvo "en alas de cucaracha", cerca de ser despedido. El deterioro de su vida social y familiar se había acelerado en los dos últimos años en forma inquietante. Eduardo aceptó ayuda, inicialmente a regaña dientes, cuando estaba muy cerca de topar con el fondo del barril. Su vida está tomando un rumbo muy distinto, un estilo de vida en que Eduardo se siente gratificado y en el cual siente que ha recuperado su identidad premórbida. Ya ha empezado a dar su testimonio y motivando a otros a que emprendan valientemente recorrer el camino de la rehabilitación que lo llevará a la sobriedad.

En varias ocasiones el adicto en Eduardo intentó neutralizar los esfuerzos del autor como consejero y terapeuta para ayudar a Eduardo, al atacar lo que lo amenazaba como adicto. Atacó el saber, profesionalismo, integridad, vida familiar y social, etc., del terapeuta. Cuando se sentía en las de sin remedio atacaba cualquier cosa en mi, haciendo un esfuerzo supremo para hacerme enganchar en su juego respondiendo a sus provocaciones, sentirme mal y desistir de ayudarlo. Es probable que haya soñado con hacerme aliado de su adicción. Los postulados de Sun Tzu de no defender lo fuertemente atacado retumbaban en mis sinapsis corticales cada vez que Eduardo intentaba sabotear su recuperación, lo que me permitía modular mis reacciones emocionales y no entrar en confusión o desespero, mucho menos ceder a las manipulaciones del adicto. Al agotársele las municiones, el adicto le permitió al afectado Eduardo a que aceptara ayuda. Una alianza terapéutica válida y efectiva pudo ser establecida y mantenida con éxito, aunque la pelea no se resolvió favorablemente para Eduardo en el primer episodio o *round* de la contienda. Eduardo caía y se volvía a levantar hasta que logró mantenerse de pie.

Continuando con las **alianzas,** el adicto lograba sobrevivir como tal debido a los que queriendo ayudar terminaban siendo sus aliados, no de Eduardo pero del adicto. La mama de Eduardo era la típica "madre del borrachito", que terminaba siempre cediendo a las demandas de su hijo por más dinero, al punto que, siendo una familia acomodada, los padres de Eduardo estaban muy cerca de la carencia. Aunque Eduardo la hiciera una verdadera victima con sus borracheras y *gambling*, derrochando los recursos de la casi anciana, muchas veces tratándola con rudeza, su madre todo le aguantaba al "pobrecito"—no solo enganchaba en el rol de "Salvador" sino que a la vez manipulando sus demás hijos para que todos igualmente "comprendiesen" al "pobrecito" de "Eduardito", el comiche de una familia de siete hermanos y hermanas, todos profesionales y llevando vidas independientes, excepto Eduardo. El mejor argumento de mama para justificar su alcahuetería era que Eduardito padecía de "una enfermedad incurable" . . . Si algún miembro de la familia tenía una opinión diferente, mamacita reaccionaba inmediatamente o lo hacía a través de sus otros hijos que eran más compasivos con el hermano descarriado. Una de las estrategias de mamita era enfermarse o anunciar que ya se iba a morir. Sin que se percatasen de ello—ni querer admitirlo—una formidable alianza mantenía protegido al borrachito, drogadicto y apostador en sus adicciones y buscaba como mantener a raya a los que realmente querían y sabían como ayudar a Eduardo, no al adicto.

Quiero compartir con el lector como empezaron las buenas noticias para Eduardo y su familia. Los miembros en minoría que pensaban en ayudar a Eduardo y tenían una idea de cómo hacerlo, aprovecharon un momento en que el adicto ya había golpeado duramente el fondo del barril, que la vida de Eduardo estaba en peligro real de esfumarse, y lograron la cooperación, aunque a regaña dientes, de los aliados del adicto para ayudar a Eduardo. Este fue llevado al hospital y el proceso de recuperación empezó en firme, Por supuesto que los aliados de Eduardo fueron inicialmente maldecidos por el adicto, recibieron todo tipo de malos tratos verbales hasta que Eduardo emergió y empezó a aceptar la ayuda que necesitaba. Más adelante, Eduardo pudo ayudar a otras victimas de la adicción. El adicto emergía de vez en cuando manipulando a mama y a sus hermanos que habían sido sus aliados, cuando se le antojaba algo que en parte satisfacía las demandas de las viejas adicciones, pero ya jugaba más suave y ya más fácilmente Eduardo tomaba el control para restablecer la homeostasis personal y familiar, a la vez que ya se le tornaba más difícil arrastrar a sus familiares en los juegos de la adicción. En una reunión de grupo en que se celebraba su primero aniversario de regreso a la sobriedad, o por lo menos a la abstinencia, Eduardo dio un testimonio conmovedor y agradeció a todos los que le habían ayudado y que él había maldecido al inicio del tratamiento, a quienes había invitado a la reunión, expresando mayor gratitud por los que lo habían hospitalizado contra la voluntad del adicto.

En el caso de Eduardo fue necesario empezar el proceso de verdadera ayuda aun contra la voluntad del adicto. La situación ideal es que la persona afectada solicite ayuda, o que por lo menos la acepte tácitamente, aun que debemos estar alerta y atentos a los falsos pedidos de ayuda, maniobras manipulativas muy hábilmente urdidas para salirse de algún apuro o para resolver una emergencia sin una verdadera y honesta intención o determinación de buscar la sanidad. ¿Cómo reconocer la diferencia? Hay señales conductuales en el afectado que nos indican si el pedido de ayuda es autentico y honesto, o simulado y deshonesto con la finalidad de sacar alguna ventaja para el adicto. Las palabras pueden ser fácilmente manipuladas para el engaño, mas el lenguaje del cuerpo es habitualmente más concordante o coherente con los pensamientos y emociones subyacentes. Pero en las palabras también se pueden encontrar indicaciones del fraude. Las promesas y lisonjas son habitualmente malas noticias, tal como las manifestaciones de pesar por el sufrimiento infligido a terceros. Para los que tienen conocimientos validos de Análisis Transaccional (AT) y de los enfoques cognitivo conductuales, les es habitualmente más fácil descifrar no solo el lenguaje del cuerpo pero también el lenguaje articulado y las emociones reales o fingidas que lo acompañan. El individuo que realmente quiere sacudirse las conductas adictivas que lo afectan empezará por pedir ayuda, sus emociones actuadas en su lenguaje corporal indicarán congoja y sufrimiento o el afectado esbozará un compromiso hacia el cambio, o hará ambas cosas a la vez. Es de suma importancia que el individuo afectado sepa claramente que su mensaje fue interpretado correctamente, ya sea el mensaje positivo de su deseo o determinación de cambiar de comportamiento y recuperar la sanidad—sinónimo o indicativo de abstinencia y sobriedad—o la tentativa de engañar para obtener ventajas que reforzarían su adicción.

¿Entonces que hacer ante cualquier de las posibilidades arriba mencionadas?

Supongamos que el mensaje captado nos indica que el adicto está manipulando—ya sea hábil o torpemente—para obtener ventajas secundarias para conseguir más droga, que se le acepte en la casa donde probablemente sustraerá dinero u otros haberes, etc., la actitud del entorno debe ser clara, habiendo varias opciones en el intercambio de mensajes.

Ejemplo: (3)

- Necesito que me dejen entrar y dormir en la casa. Les juro que estoy arrepentido de todo lo que he estado haciendo. Necesito dinero para comprar una camisa, un pantalón y un par de zapatos . . . (a)

El bull shit puede continuar hasta que alguien en el entorno cede.

- Que alegre que viniste hijito. Que bueno que piensas dejar el vicio . . . Pasa . . . Nos has hecho sufrir mucho y te queremos ayudar . . . (b)

Eran las palabras que el "hijito" quería escuchar. El atraco a través de la seducción y el engaño, creando falsas esperanzas en familiares desperados, había funcionado una vez más.

Aunque el sujeto menciona un arrepentimiento, obviamente él no dice nada de lo que se propone u ofrece hacer para cambiar su estilo de vida. Más bien presenta una lista de las cosas que necesita pero no dice cuales son sus planes al pedir esas cosas ni para lo que las necesita. Tampoco dice lo que tiene en mente hacer si se le acoge en la casa, como sea sustraer todo lo que pueda para ir a venderlo. Los ingenuos receptores de su discurso se sentirán muy acongojados y concluirán que el afectado está dando muestras de querer cambiar, sobre todo si entre esos receptores están la madre o la avuela, eventualmente algún otro familiar, con frecuencia la esposa. El deseo que todos tienen de ver una señal positiva de que el afectado "finalmente se dio cuenta de su error y quiere cambiar . . . y que hay que aprovechar para ayudarlo" los lleva al espejismo o falsa percepción, al *wishful trhinking* (razonamiento basado en deseos y no en el procesamiento de la realidad). Si la invitación del adicto a su entorno resulta lucrativa para él eso reforzará su convicción de que podrá seguir engañando para obtener lo que quiera o se le antoje. Al realizar que fueron victimas del engaño el frustrado entorno buscará algunas justificaciones para sus errores preceptuales.

- Parecía tan sincero . . . ¿Como no le íbamos a creer . . . ? (c)

La verdad es que tenían necesidad de creerle al hábil impostor. La adicción afecta a todo el entorno de una manera u otra y la mayoría juegan con el adicto en el fatídico Triángulo Dramático. En cuanto que en la casa todos suspiraban por él, por su regreso a una vida digna y de sobriedad, él suspiraba por sacar la mayor ventaja de su maniobra deshonesta.

Una familia capacitada en rehabilitación hubieran leído o interpretado correctamente el mensaje, no hubieran permitido que el deseo de ver ya rehabilitado a su familiar descarriado los hubiera cegado al punto de ver lo que deseaban en vez de ver lo que era obvio. El resultado del encuentro podría entonces haber sido una oportunidad para sembrar buena semilla, aprovechando la visita del manipulador para motivarlo al cambio. Una intervención de mama, papa, la abuela o de cualquier otro de los familiares presentes, podría haber hecho un impacto positivo en el afectado y haber eventualmente activado los residuos de su sanidad. Algo así como, entre miles de otras opciones:

- Que bueno que viniste a vernos y que dices que quieres cambiar. Cuéntame: ¿Qué planes tienes y que piensas hacer para lograrlos...? ¿Crees que hay algo en que pudiéramos ayudarte...? ¿Te servimos algo de comer? (d)

Con la intervención anterior no estaríamos entrando en el Triángulo Dramático, no estaríamos jugando ni a Salvador, ni a Perseguidor ni tampoco a Víctima. Estaríamos utilizando nuestro Adulto y Padre Nutritivo, esperando enganchar su Adulto y eventualmente su Niño Natural desvalido. Uno de los contraataques del adicto podría ser:

- ¿Quien les dijo que yo necesito de ayuda? Yo se lo que tengo que hacer... No necesito de ninguna ayuda. Den-me lo que les pedí y déjense de darme consejos.—Ya no soy ningún niño para que me digan lo que tengo que hacer... Y ustedes que se creen? (e)

Para una madre u otro familiar capacitado, esta maniobra del adicto seria otra oportunidad dorada para activar la sanidad o la cordura del afectado. Un familiar no capacitado muy probablemente sucumbiría a la maniobra intimidatoria del maleante y asumiría cualquier de las posiciones del Triángulo Dramático. En el role de Perseguidor diría algo así como

- "Nunca te vas a componer..." (f);

En Salvador algo así como

- "Pobrecito, que mal que te ves... Solo tratamos de ayudarte hijito..." (g);

En Víctima algo así como

- "Que desgraciada que soy..." (h)

El maleante se saldría con la suya y probablemente se llevaría mucho más de lo que inicialmente había solicitado, incluyendo quedarse en la casa paterna indefinidamente como un parásito chupador. Un flagelo.

La familia capacitada tendría otra oportunidad, quizás muchas, para hacer algo positivo aprovechando esta visita. Nuevamente podrían seguir haciendo uso juicioso de una serie de opciones productivas, usando siempre sus aspectos positivos de sus *Estados del Yo* a través de *Transacciones complementarias de valor terapéutico*. Aprovecharían la visita del que venia con malas intenciones para invitarlo a considerar otras opciones en vez de seguir manipulando. Eventualmente el adicto cedería el lugar al afectado, consciente de la necesidad de ayuda para volver a la sobriedad con todas sus ventajas reales en vez de los frecuentes *pay off negativos y destructivas o falsas ventajas.*

Los Alcohólicos Anónimos (AA) y Narcóticos Anónimos (NA) predican la necesidad de rendirse como primer paso hacia la sobriedad. El afectado de adicción necesita tener la percepción de que hay rendiciones honrosas, que la hombría no consiste en tener la sensación de control pero en aceptar que la droga—o la conducta viciosa cualquier que esta sea—lo está controlando a él y que aceptarlo (rendirse) le devolverá el centro de apoyo de su vida que el perdió bajo la falsa ilusión de que las drogas o la conducta adictiva le daban poder y control, y que él tenia control sobre ellas.

Cuando el afectado de adicción se de cuenta, cuando realice que su vida está siendo controlada por su conducta, él se empezará a replantear la posibilidad de volver a la sobriedad. Abandonará la manipulación y empezará a explorar las posibilidades o vías para recuperar la sobriedad, al principio muy tímida y cautelosamente. Muchas veces el afectado alberga la esperanza de que él puede tener lo mejor de dos mundos, del mundo de la adicción y del mundo de la sobriedad. Tarde o temprano se dará cuenta que si quiere mantenerse sobrio tendrá que aceptar la **ley del todo o nada.** Sobriedad se traducirá en cero tragos, cero drogas, cero juegos de azar, cero conductas adictivas en general (nada). Significará **rendirse para seguir viviendo y recuperar su dignidad.** Si persiste en jugar al machito arrecho tendrá que pagar por ello con más sufrimiento, escudado detrás una máscara de falsa alegría y falso triunfo.

Las adicciones a alimentos y bebidas, habitualmente sodas, sigue patrones diferentes de las demás adicciones. No se le puede aplicar al obeso la ley del todo o nada, pues el tendrá que seguir comiendo y bebiendo. Podrán entretanto elaborarse contractos de conducta en lo que respecta las cantidades y calidad de los alimentos y líquidos a ingerir, se puede usar *biofeedback* si necesario e indicado, etc. El autor ha tenido bastante éxito utilizando los enfoques cognitivos y conductuales en las terapias individuales y de grupo, en que también se sentía el impacto positivo del enfoque humanístico y de las interpretaciones dinámicas ocasionales. El manejo de los instrumentos de Análisis Transaccional y de las técnicas de la terapia gestáltica de Fritz Perls me han sido igualmente de mucha ayuda. El enfoque integrativo es por supuesto el más potente pero no podrán integrar varias técnicas en un todo coherente y funcional más que aquellos facilitadores debidamente capacitados en el uso de una gama amplia de enfoques y en las técnicas respectivas ligadas a esos enfoques.

Los aliados capacitados "atacarán" o estimularán lo que el afectado no defiende que son sus sentimientos residuales de la necesidad de ser ayudado, la necesidad de tener de nuevo una familia, una vida digna y estable. El afectado con frecuencia teme emprender la aventura que lo ayudará a encontrar el camino de regreso a la sobriedad por temor a encontrarse solo y rechazado. Si en medio de su alineación él logra captar señales de empatia en el prístino paraíso perdido, en el mundo al que él pertenecía y en el que él se movía antes de alienarse a través de la adicción, es posible que el afectado se vuelva más receptivo a las ofertas de ayuda o aun solicite ayuda, empezando a distinguir los paraísos artificiales, falsos y transitorios de los paraísos reales y más permanentes que se logran con un estilo de vida sobrio. Las circunstancias en que el cambio o *switch* puede tener lugar se presentan cuando ya el afectado, a través de su adicción, ha perdido todo menos la vida o siente que está a punto de perderlo todo y ya no encuentra aliciente en el mundo de la adicción ni forma de mantenerla sin correr riegos extremos, situación que en la jerga de los adictos se conoce como *"tocar el fondo"* o *"golpear la cabeza contra el fondo del barril"*. Cuando esto sucede, tendrá que fallar algo en el entorno para que el afectado no empiece a recorrer el camino de retorno a la sobriedad.

Antes de tocar el fondo del barril el adicto buscará como mantener su adicción alejando a los que él percibe tener la capacidad de influir en el afectado para ayudarlo a recuperar su sanidad. Atacará su integridad, su capacidad para ayudar al que necesite ayuda, usaría ataques verbales extremos si necesario fuese. El facilitador o familiar capacitado recordará la regla de Sun Tzu y no defenderá lo atacado.

-   ¿Quien te ha dicho que yo necesito tu ayuda? Eres un ignorante y te crees que te las sabes todas . . . De esto no sabes ni mierda. ¿Por qué no te ocupas de tus propios asuntos? Ni con tus problemas has podido . . . Mírate en el espejo . . . (4)—será el ataque frontal típico del adicto al capacitado en ayudar al afectado, colocándose en el rol de Perseguidor.

Un facilitador, familiar o amigo del afectado no se dejará intimidar por una diatribe de ese tipo o por otras aun más cáusticas y tendrá muchas opciones para aprovechar esa oportunidad dorada manteniéndose en su Adulto, ayudándose de su Padre protector y de su Padre nutritivo, usará incluso la gracia y humor de su Niño sano y de su Pequeño Profesor, en vez de aceptar las invitaciones del adicto a entrar en el Triangulo Dramático asumiendo sucesivamente todos los roles empezando por el de Victima quejosa o plañidera. Todo contacto con una persona afectada de adicción es una oportunidad dorada para abordarlo en forma constructiva desde una Posición Existencial realista +-/+- donde los mensajes positivos tendrán la exclusividad. Ni el afectado ni el facilitador son moneditas de oro. Ambos tienen en su personalidad, en su psiquis, aspectos positivos y negativos. El secreto consiste en no sentirse ofendido con los golpes bajos lanzados por el adicto o del afectado resistiéndose al cambio, y en su lugar dirigirse a sus aspectos sanos aunque estos estén bien bloqueados tras fuertes barricadas. Una opción podría ser:

-   Me alegraría que tú me pidieras la ayuda que necesitas pues realizo que solo no has podido salirte de tu hábito. Tu mismo has compartido conmigo tus esfuerzos por lograrlo. A pesar de mi ignorancia o conocimientos limitados puedo darme cuenta que no eres una persona feliz, intuyo las angustias y sufrimientos que has tenido que aguantar, y que ya te hubieras salido de eso si hubieras podido hacerlo solo. Por eso te estoy ofreciendo mi ayuda, rogándote que la aceptes. Talvez juntos podamos hacer lo que no has podido lograr solo . . . Quiero que sepas que te quiero.

> Lejos de criticarte, te expreso mi solidariedad por todo lo que has sufrido y albergo la esperanza que podrás salir adelante . . . (a)

La intervención del facilitador podría ser algo más sencilla. Lo importante es activar la parte de nuestro interlocutor que podrá eventualmente colaborar en su recuperación, estimular su Estado del Yo Adulto, ofrecer protección a su Niño desvalido y a la vez hedonístico sin desafiar a su Padre Critico perseguidor. Además de proveerle de la información adecuada, es necesario darle concomitantemente Caricias Incondicionales positiva (CI+). La comunicación debe mantenerse asertiva todo el tiempo, dentro de un marco de respeto y responsabilidad, los mensajes deberán ser semánticamente correctos, la sobriedad del facilitador debe reflejarse aun en el lenguaje usado, no solo en su contenido pero también en sus aspectos formales o gestálticos. El Adulto del facilitador debe en cada momento estar a cargo de su conducta e intervenciones, monitoreando los otros Estados del Yo, las Transacciones que tienen lugar, las Posiciones Existenciales de los implicados y además decidir cuando es oportuno dar Caricias y que tipo de Caricias, tanto incondicionales como condicionales.

El adicto probablemente contraatacaría con golpes aun más bajos que el facilitador asimilaría con integridad y estoicismo, manteniéndose siempre fuera del Triángulo Dramático, sugiriendo cautelosamente soluciones viables. En ningún momento se dejará enganchar en los roles de Salvador, Perseguidor o Víctima aunque el adicto intente por todos modos llevarlo a su guarida, el Triángulo Dramático.

Sun Tzu recalcó la importancia del terreno y del campo de batalla. También aquí se aplican sus recomendaciones. Es importante estar en control del contexto en que se desarrollan los encuentros que aunque no son confrontaciones bélicas necesitan de seguir una estrategia planificada con un sin numero de opciones para las situaciones emergentes. Es indispensable saber el terreno que pisamos, ubicarse en el contexto específico.

Otro requisito básico que Sun Tzu exige para salir exitoso de "doscientas confrontaciones" (o sea de todas ellas) es ***conocerse a si mismo y conocer a su contrincante.*** En otros términos: conocer mis puntos fuertes y mis talones de Aquiles así como los de mi contrincante, en este caso mi cliente. Ese conocimiento lo podemos lograr más eficazmente a través de la evaluación de los rasgos de personalidad, los datos provistos por el Análisis Transaccional, estados del ánimo, las motivaciones para abusar incluyendo la necesidad de automedicación, etc.

¿Quién es mi contrincante? El adicto. El afectado podrá ser reclutado como aliado de mi capacidad y motivación para ayudarle, pero el adicto se mantendrá a la defensiva y contraatacará cuando sienta que sus adicciones y su estilo de vida están siendo atacados, lo que correspondería a sentirse atacado en su nueva identidad. Las conductas y procesos mentales del afectado cooperarán con el facilitador, en cuanto que el adicto se le opondrá, lo antagonizará y buscará como hacer una alianza estéril con la incompetencia del facilitador y con todos los alcahuetes y los demás incompetentes que "solo tratan de ayudar" o que irracionalmente rechazan al afectado confundiéndolo con el adicto. La "madre del borrachito" es habitualmente aliada del borrachito, consintiéndolo y sirviéndole de *cantinera,* en cuanto que la madre del afectado, y por consiguiente aliada del facilitador, será aliada del afectado que necesita ayuda como en el caso de Eduardo.

Sun Tzu también hizo énfasis en la importancia de los *aliados*, de aliados efectivos a quienes nos referimos anteriormente. Las alianzas son, por tanto, prácticamente indispensables. Sin aliados efectivos la tarea de rehabilitación de un afectado por adicciones es muy ardua e incierta y prácticamente inefectiva. Si en las alianzas no contamos con el afectado recibiendo ayuda para rehabilitarse, para recuperar su sanidad volviendo a la sobriedad, el éxito no estará asegurado.

El Rehabilitado

El trabajo de rehabilitación o retorno a la sobriedad no termina cuando el individuo retoma un estilo de vida considerado normal, socialmente aceptable, después de "abandonar el vicio". Conceptualmente y factualmente la adicción o dependencia de la conducta o substancia adictiva continúa y continuará *per secula seculorum.*

- ¿Cómo es eso, entonces no estoy curado? . . . ¿Para qué sirvió tanto sacrificio?"

Preguntará el que ya camina nuevamente por los senderos de la sobriedad y es invitado a que siga asistiendo con regularidad a los grupos de apoyo y ayuda para afectados y rehabilitados anónimos, específicos de su adicción u adicciones, tales como Alcohólicos Anónimos, Narcóticos Anónimos, Apostadores Anónimos, Comelones Anónimos, Al Anon, etc., o inespecíficos tales como las Asociaciones de Hombres de Negocios del Evangelio Completo, grupos religiosos de apoyo y ayuda, etc.

La pregunta tiene lógica y la podrá hacer justificadamente cualquier mortal. En realidad lo que sobriedad significa es *abstinencia* practicada con paz de espíritu y satisfacción. Las dependencias a las substancias químicas y/o conductas, tanto la física como la psicológica, podrán continuar presentes en cada rehabilitado y de ahí la tendencia a considerar la adicción como "una enfermedad incurable". Seria más correcto decir que el trastorno adictivo eventualmente se podrá considerar permanente o persistente, con remisiones de las conductas y de los síntomas, parcialmente o de todos ellos, pero ello no tiene que interferir con la sobriedad.

La *rehabilitación* no consiste en eliminar todas las bases fisiológicas y psicológicas de la adicción o que subsistieron a la misma, pero el retorno a un estilo de vida menos riesgoso y productivo, con integración a la familia y a la comunidad. Seguirán aflorando los deseos de usar o comportarse como un adicto, en veces acompañados de síntomas y signos de abstinencia física, psicológica o de ambas, pero el rehabilitado no satisfará esas necesidades sino que, en lugar de ello, se abstendrá, se comportará sobriamente disfrutando su nuevo estilo de vida. Es por tanto fácil de comprender la génesis de las *recaídas (relapses)* y también de su prevención, o de cómo aprender a evitarlas o hacerlas abortar a tiempo. Un paciente del autor en Miami (Sam), que padeció por años de alcoholismo severo, logró rehabilitarse y volver a un estilo de vida productivo y gratificante. Cuando Sam cumplió quince años de abstinencia total otro de mis pacientes (Bob) con adicción al alcohol y a la marihuana, de la cual se había rehabilitado recientemente, le preguntó al veterano:

- Dime, Sam, si llevas quince años de vivir completamente sobrio ¿por qué continuas asistiendo diariamente a las reuniones de AA?

- Para escuchar los lamentos y los testimonios de los que recayeron por haber dejado de asistir . . . y evitar tener que lamentarme yo también . . .

La reinserción familiar, social y laboral no es siempre tarea fácil cuando esas relaciones hayan sido seriamente afectadas durante la prolongada *"luna de miel" y de hiel* con las substancias y conductas adictivas. El rehabilitado tendrá muchas veces que empezar por debajo de cero, con un cuantioso saldo rojo. No le será fácil *"hacer borrón y cuenta nueva"* pues hay cuentas que no son fácilmente factibles de ser borradas aunque puedan ser saldadas. Las buenas noticias consisten en que habitualmente hay una buena disposición generalizada en la sociedad para celebrar el regreso del "hijo prodigo" y con ello borrarle el saldo rojo o por lo menos minimizarlo. Con frecuencia persisten las presiones ejercidas por las "cuentas pendientes", los deseos de usar, las presiones ejercidas por los antiguos compañeros de juerga incluyendo los proveedores y a veces clientes o compañeros de juegos, el vacío existencial y la soledad, los estímulos ambientales y de comportamientos relacionados con el viejo habito *(behavioral cues)* entre otros muchos factores de peso que pueden facilitar las recaídas, incluyendo el deseo de desquite de algunos gravemente ofendidos por el adicto al verlo ahora como lobo manso. El nuevo entorno necesita de ser hábil y eficientemente competitivo con el viejo entorno para facilitar y garantizar la consolidación de la rehabilitación.

Los Principios de Lourenço para la abstinencia y sobriedad previamente enunciados necesitan de ser implementados durante el proceso de rehabilitación y observados después durante toda la vida del rehabilitado:

- *(No hay último en el presente)—El último está en el pasado*
- *(De eso, nada!)—Si lo tocas te atrapa*
- *(La rendición es indispensable)—El valiente se rinde, el cobarde se corre*

Por consiguiente: ***Párala, No la toques, Ríndete, amigo mío!***

El rehabilitado tendrá oportunidades de recibir el apoyo que necesita en la consolidación de su recuperación o rehabilitación, el que podrá encontrar en los grupos de apoyo y ayuda a que ya hicimos referencia, en su mayoría del tipo de los grupos AA, los que sirven de paradigma para todos los grupos anónimos de apoyo. Los grupos de codependientes, Al Anon y eventualmente los de Neuróticos Anónimos, podrán ser de ayuda complementaria más que todo para los familiares del adicto, del afectado o del rehabilitado.

En los últimos años ha ganado relevancia un grupo que ha ido creciendo y expandiéndose en una forma consistente y que se denomina "Asociación de Hombres de Negocios del Evangelio Completo"—aunque su funcionamiento, filosofía, organización y funcionamiento se parezca más a grupos de servicio tradicionales como los Clubes Rotarios, Leones, 20-30 y Kiewanis, tienen mucho en común con los grupos anónimos a que antes hicimos referencia.

Los familiares de los adictos o afectados, y de los ya rehabilitados, podrán recibir mucha ayuda en los grupos de de codependientes, los grupos Al-Anon para los adultos y Alateen para los jóvenes o *teenagers*. Estos grupos, de tipo anónimo, ayudan a los que a ellos acuden a comprender las adicciones y a lidiar más efectivamente con sus victimas y sus propios sentimientos.

Por último me permito compartir con el lector algo en que creo firmemente: el poder de la oración, que justo será agregar a la lista de las fuentes de poder personal que citamos anteriormente.

Antes de concluir, quiero recordar al lector que tenga presente los adelantos que se han logrado en el campo de la medicina. En la década del noventa del siglo veinte se hicieron extraordinarios esfuerzos y enormes inversiones de tiempo y dinero en el estudio del cerebro y de las bases biológicas de la psiquis. Por esa razón se le designó como "La década del cerebro". El tratamiento de las adicciones se está beneficiando grandemente de los avances obtenidos a través de esos estudios y otros que los continúan. Los mecanismos cerebrales de las conductas y de las emociones son ahora mejor conocidos y utilizados con éxito creciente en todas las condiciones médicas y de la conducta, incluyendo las adicciones. Además de conocimientos más efectivos en el tratamiento de las adicciones a través de la psicoterapia y relaciones interpersonales, disponemos hoy día de fármacos muy efectivos. La combinación de los recursos médicos, farmacológicos, terapias, intervenciones familiares y grupos de apoyo constituyen recursos de mucha valía sobretodo cuando juiciosamente integrados.

EPILOGO

El libro que acabas de leer no es un tratado sobre adicciones ni tampoco un libro didáctico. El lector puede tomarlo como una charla de varias horas o un seminario. Además de consignar aquí los conceptos teóricos con aplicaciones prácticas, el autor comparte con el lector los insights que se derivan de su propia experiencia de más de cincuenta años en el estudio y la práctica de la medicina y de la salud mental y más de setenta años de una vida conciente y con abundancia de experiencias y memorias.

No siempre lo que escribí es ameno o les agradará a todos los lectores. La intención no ha sido complacer y mucho menos de provocar a nadie e invitar a sentirse mal, todo lo contrario, la idea es lanzar alguna luz sobre la tragedia de las adicciones y la forma de evitarlas o evitar sus consecuencias nefastas, a la vez que dejo un mensaje de esperanza para los que han estado sufriendo el flagelo de la adicción. Está subentendido y resulta muy cierto que la lectura de un libro no es suficiente para resolver nuestros problemas, pero su estudio puede ser de gran ayuda al llevar a la reflexión. En consecuencia, leído con atención y detenimiento, este pequeño libro puede resultar en un instrumento de autoayuda para los que padecen directa o indirectamente los aguijonazos de las adicciones. Con humildad recomiendo su lectura a los proveedores de servicios de salud mental, educadores, religiosos, *teenagers* y jóvenes, padres, abuelos, hermanos, a todos los afectados o en peligro, a todos los que sepan y puedan leer.

Para todos evoco la protección e iluminación del Altísimo.

Managua, Nicaragua, Abril del 2007

Antonio F. Lourenço

Derechos Reservados